JN173850

1日3分！関節アングル整体でゆがみを治す！

自分で痛み・コリを根本から解消！

松本恒平
Matsumoto Kohei
整体師・柔道整復師

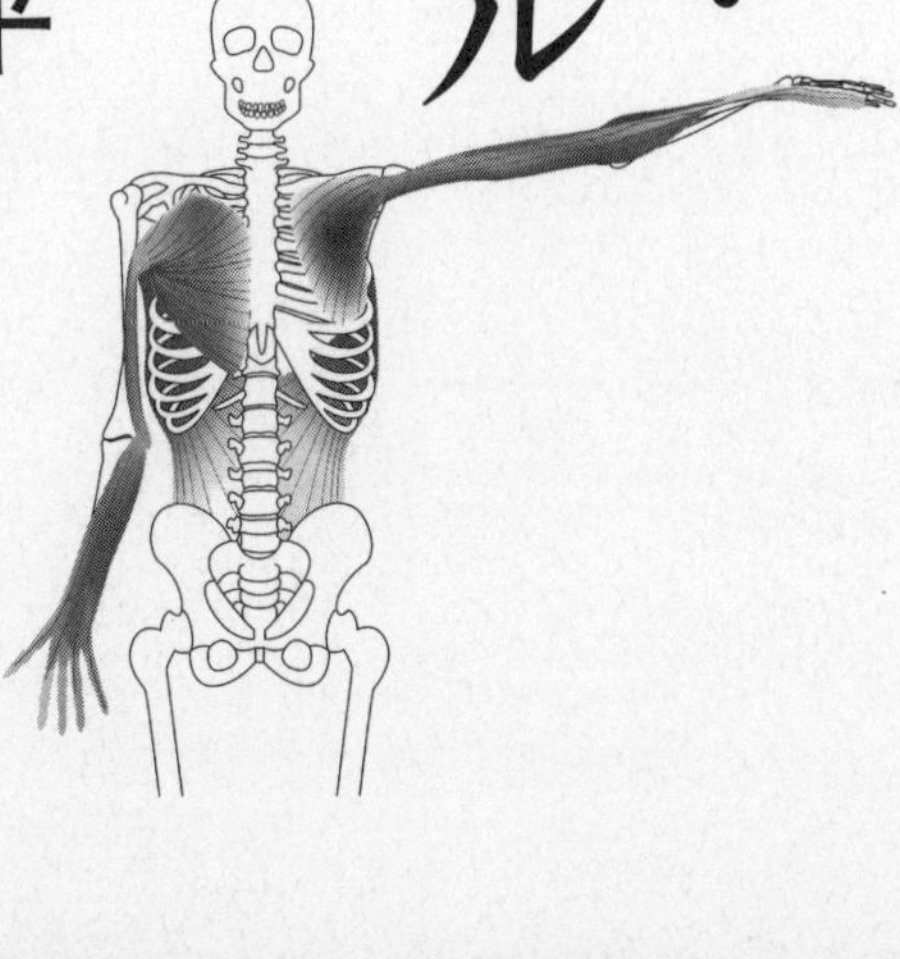

さくら舎

目次●1日3分！ 関節アングル整体でゆがみを治す！
――自分で痛み・コリを根本から解消！

第1章 人の身体には「痛みが消える角度（アングル）」がある！

関節アングル整体とは？ 12
アングル（角度）に着目したきっかけとは？ 14
どうやって、ゆがみを取るのか？ 16
痛みとは何か？ 20
身体は筋膜、骨膜、腹膜でつながっている 22
コラム 健康サンダルは不健康サンダル 25
カルシウム不足と五十肩の関係 25
整体師も破綻する？ 27

第2章　身体の痛みは「関節のゆがみ」からきている！

身体のゆがみは、関節のゆがみから　30
長期的なゆがみとは？　33
身体のゆがみをチェックしよう！　35
＊自分1人でできるチェック方法　35
・目の高さや位置を見てみよう　35
・骨盤の高さはどうなっている？　36
・足の左右を開いてチェック！　38
・仰向けに寝てひざを倒してチェック！　38
＊2人でチェックする際の注意点　40
肩の高さは左右違っていませんか？　40

・足の長さのチェック方法　42
・腕の長さのチェック方法　44
肩・背中のコリ、首の痛みと身体のゆがみの関係　45
コラム　赤ちゃんの指はしゃぶらせろ　51
肩こりの原因は、肩には無い　52
薬を飲んでも効かない腰痛　53
へそ曲がりは、顔に出る？　54

第3章　関節アングル整体で身体をリセットする！

関節にアングル（角度）をつけて、自然治癒力を高める！　58
人の身体にある13ヵ所の大きな関節　60
関節アングル整体と背骨の関係　64

・頸椎は痛みや鬱にも関係する　68
・内臓を守る胸椎　69
・なぜ胸椎12番の操作が重要なのか？　70
・頸椎・胸椎と関節アングル整体の関連性　71
・腰椎の動き　72
・腰椎とアングル整体の関係　73
肩関節の動かし方　75
・肩関節のアングルの取り方　76
股関節の動かし方　82
・股関節のアングルの取り方　84
コラム　胸張り姿勢が肩を凝らせる　91
肩の障害は、股関節の動きの悪さが原因？　92
姿勢は、関節以外に歯も関わる　93
免疫力は、横隔膜にある！　93

第4章　1日3分間の関節アングル整体で9割治る！

1日3分間の関節アングル整体をはじめてみよう！　96
さまざまな症例別・関節アングル整体　98
肩こり・首の痛み・頭痛　100
・指のアングル整体をやる理由　103
足の痛み・しびれ　108
・足の疲労が腰に影響する　111
顔のゆがみ　113
ひざ痛　120
腰痛　126
五十肩　132

内臓引き上げアングル整体　136
トイレが近い人へのアングル整体　139
身体を傾けづらい人向けのアングル整体　142
コラム　腰痛の人には、ラジオ体操より関節アングル整体がおすすめ　148
腰痛でも自分で腰を押してはいけない　149

第5章　どこでもできるカンタン関節アングル整体

仕事中にもできる関節アングル整体　152
・机で寝る時の姿勢　153
2人で行うアングル整体　163
目と舌を動かして顔のアングル整体　167
コラム　イチローのしこふみ　172

ウォーキングの後には、カンタン関節アングル整体　172
おわりに　175

1日3分！　関節アングル整体でゆがみを治す！

――自分で痛み・コリを根本から解消！

第1章　人の身体には「痛みが消える角度（アングル）」がある！

関節アングル整体とは？

「人の身体はゆがんでいます」

このように言うと、一瞬多くの方が「え？　ホントに？」と思います。しかし、そのあとでこう考えます。「自分の身体はゆがんではいないと思う。だから関係ない」と。

では、おたずねします。

「あなたはコリや痛み、不快感、慢性疲労感などに悩まされていませんか？」

「今のところ痛みや不快感はない」という方もいらっしゃると思います。では、そうした方におたずねします。

「あなたは、普段、こんなことをしていませんか？」

・座っている時に足を組んだり腕を組んだりする
・背筋を伸ばさず座席にもたれかかって座る
・横向きに寝てテレビを見る
・車の運転が長い、もしくは不良姿勢で運転する

今度は「そうそう、あるある」という声が聞こえてきそうです。
実は、これらは身体がゆがんでいるから、ついやってしまう動作なのです。

身体がゆがんでいると神経が圧迫され、脳からの命令が筋肉や内臓に正しく伝わらず、肩こりや腰痛などになりやすくなります。

そもそもゆがみがあるのが普通なのです。ゆがんでいても痛みがないのは、ゆがんでいる状態に慣れてしまっているからです。しかし、それを放置しておくと、いつか痛みとなって現れてきます。

このように言うと、恐ろしい、と感じるかもしれませんが、大丈夫です。ゆがみを取れば、人の身体は本来の機能を取り戻します。そして、コリや痛み、不快感、慢性疲労感などから解放されます。それが「関節アングル整体」です。本書では、どうやってゆがみを取るかを順を追って説明していきますので、安心して読み進んでください。

アングル（角度）に着目したきっかけとは？

最初に、私がアングル（角度）に着目したきっかけをお話しします。

私は昔、ぎっくり腰に苦しんでいて、足を大きく広げると痛みが走りました。ある時、寝た状態で姿勢を変えようとして、痛みが走る少し手前まで足を広げました。すると、それまで辛かった痛みが緩和して、動けるようになったのです。こうして私は、身体には「痛みの減る角度」があるということを発見しました。

そこから研究を重ね、症状や痛みの種類に応じたアングルの取り方を体系立てて関節アングル整体が出来上がっていったのです。

皆さんは、骨は硬い、と思っていますが、実は生きている骨には柔軟性があります。人間は、ひとつの胚や細胞の状態から生まれてきました。（参考文献『ラングマン人体発生学』より）

そして、液体の状態から骨や関節ができあがってきました。

そのため、硬い骨や関節筋肉は、生きている限り、柔軟性や潤《うるお》いがないといけないのです。それが、硬くなると、コリ・張り・痛みなど、なにかしらの症状となって出てきます。むずかしい言い方をすると、恒常性（ホメオスタシス）が崩れてしまうのです。

症状は、関節や筋肉に最終的に現れます。身体の構造が崩れて、しびれが起こる時は、手や足に出ます。それを改善するのには、その逆をたどる必要があると考えています。

つまり、「関節・筋肉の硬い不具合状態 ⬇ 液体・柔軟性のあるものに戻す」という具合です。

「関節や筋肉に液体の動きをつけてあげることで、人間が小さな細胞から発生してきた液体と同じ状態に戻していこう」というのが、関節アングル整体の考え方です。手や足などのアングルをつけることで、それが可能となります。

ゆがみが取れると、関節の動きがよくなり、血流、リンパの流れも良くなっていきます。そして、皮膚に本来の潤いやツヤが戻り、筋肉のコリがほぐれます。まさにいいことずくめです。

ゆがんでいる体を、このように正常な状態に矯正《きょうせい》するのが「関節アングル整体」です。

どうやって、ゆがみを取るのか？

次に、ゆがみはどうやって取るのか？　についてです。

それは、「意図的にゆがみをつくること」です。これは、全身の関節のアングルをつける（角度をつける）ことで可能になります。

アングルと言ってもピンとこないかもしれませんが、これは、足を開いたり、肘《ひじ》を曲げたりする、といったことをイメージするとわかりやすいかもしれません。

次のイラストのようにアングル（角度）をつけていきます。

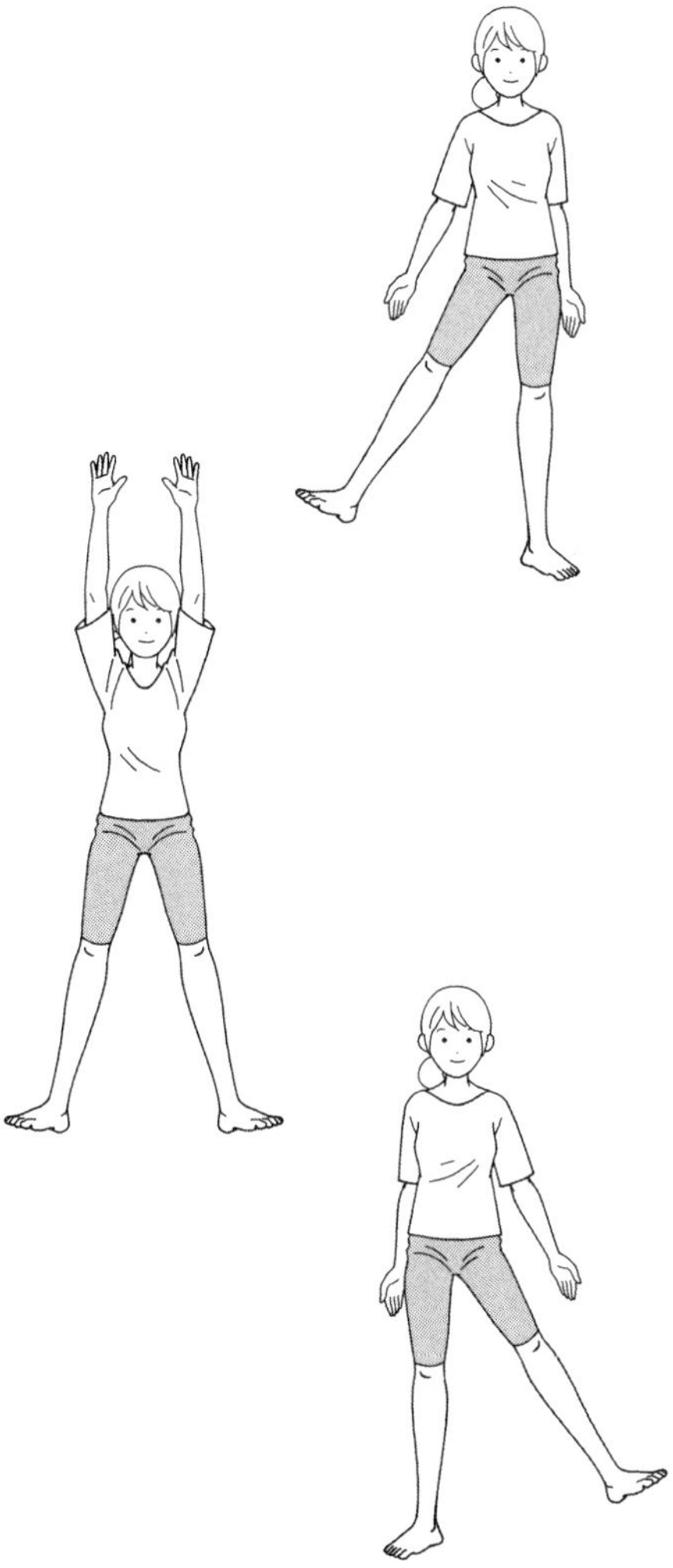

身体がゆがんでいる方向に関節に力を加えていくと、身体はそれ以上ゆがまないように自然に抵抗します。

こうして免疫力が上がっていき、防御システムが働くようになります。

また、関節をゆがめることで筋肉の反射や拮抗筋《きっこうきん》などの作用も働き、身体が変化していきます。こうして、自分の身体を治す力（自然治癒力）が出てくるのです。

別の言い方をすると、こう言えます。

「全身の関節のアングルをつける（角度をつける）ことで、血管、神経、リンパなどの身体を流れる様々な液体の『通り道』を整理し、自然治癒力を引き出し、痛みやコリなどの不調を軽減・解消する」

もし、痛みやコリなどの不調があれば、身体の中の「通り道」が渋滞を起こしているのかもしれません。つまり、身体の中に「ゆがみ」が出て「身体の神経・血管・リンパの通路」などがうまく通っていない、ということです。だから、アングルをつけることで通り道をつくることは大切なのです。

それを改善するのが「関節アングル整体」なのです。

関節アングル整体、と聞くと、「筋肉を揉《も》むマッサージやカイロプラクティックと同じなのでは？」と思われるかもしれませんね。

マッサージやカイロプラクティックなどは、一般的に痛みやゆがみを起こしている部分を直接ピンポイントで治療します。これに対して関節アングル整体は、痛みの根本原因を特定し、足や手を利用して角度を取り、遠隔的に調整していきます。その際には、必要以上に力をかけず、心地よい刺激で調整していきます。

私は「治す」というよりも「元々持っている治す力を引き出す」ことに重きを置いています。

具体的にどのようなことをするかは、他の章でくわしく説明しますので、そちらを参照してください。

痛みとは何か？

痛みとは、何か？　皆さんは痛みがあると嫌ですよね。

しかし痛みとは、決して悪いものではありません。「痛みとは身体からの警告」なのです。

慢性的な疼痛《とうつう》は、末梢神経や中枢における感覚神経のなんらかの異常によって引き起こされる病気と定義されるようになりました。そのため、ひとつの病気としてとらえた治療が必要になるとも言われています。

痛みは、自律神経の交感神経系で起こります。マッサージやストレッチで「痛いけど気持ちいい」、これは痛みではないのです。気持ちいいという感覚は、副交感神経の感覚です。

急性痛は、身体からの警告、注意信号です。一過性の痛みが多いのですが、これを放置しておくと新たな痛みの発現となります。

慢性的な痛みは、痛みの箇所に病理的な所見が見当たらないことが多いものです。また、長く続くことで痛みが取れないと思いこんでいる、心理的な部分もあります。ですから、慢性痛は鎮痛薬や抗炎症薬では治まらないことが多々あります。

痛みを感じているとイライラしたり怒りっぽくなったりします。そのイライラした感情のストレスが、また痛みになります。

昔から「病は気から」と言います。これらのことをみてもそうですが、心理面が慢性痛や病に関わると分かってきています。実は、身体と心は常にお互いを支配し続けています。そのため、治るには信じる力が大事です。

実は、脳神経が大きく作用するために「治るかもしれない」という期待は身体から鎮静物質を出し、心も穏やかに解放されていき回復に向かいます。当院に来られた方も心理的要因がある場合、そちらをまずは施術をしてから身体の施術をすると、効果が高くなります。

しかし、残念ながら痛みを持っていることに対してなんらかの利得を感じている方もいます。

「治せるものなら治してみろ」と自分の身体や相手に感謝の気持ちが無い人、「実は治らなくても良い」「痛みを取ると楽だけど痛いと旦那が優しくしてくれる」と思っている人は治らない事が多くあります。それほど、心のもち様も痛みに関わります。

身体は筋膜、骨膜、腹膜でつながっている

少し遠回りをするようですが、最初に身体の仕組みについてお話しします。

人間の身体の司令塔は「脳」です。脳は神経のかたまりで、痛みを感じたり姿勢を修正、改善したりする指令も出しています。脳の延長に背骨に入る脊髄《せきずい》神経があります。そして、背骨の関節の隙間や関節付近には筋肉、靭帯《じんたい》、神経、血管、リンパと重要な組織が集まっています。

これらはそれぞれ別々の働きをしているのですが、神経というネットワークでつながっ

ていて、そこから発せられる信号が脳に集まるようにできています。

そのほか、身体にはくも膜・硬膜・軟膜など「膜」という組織があります。

「膜」は全身をひとつの「シート」のようなもので覆い、筋膜、骨膜、腹膜など部位によって名前を変えながら連鎖して指先までつながっています。つまり、身体には色々な組織があって、それらはすべて連結している、ということです。

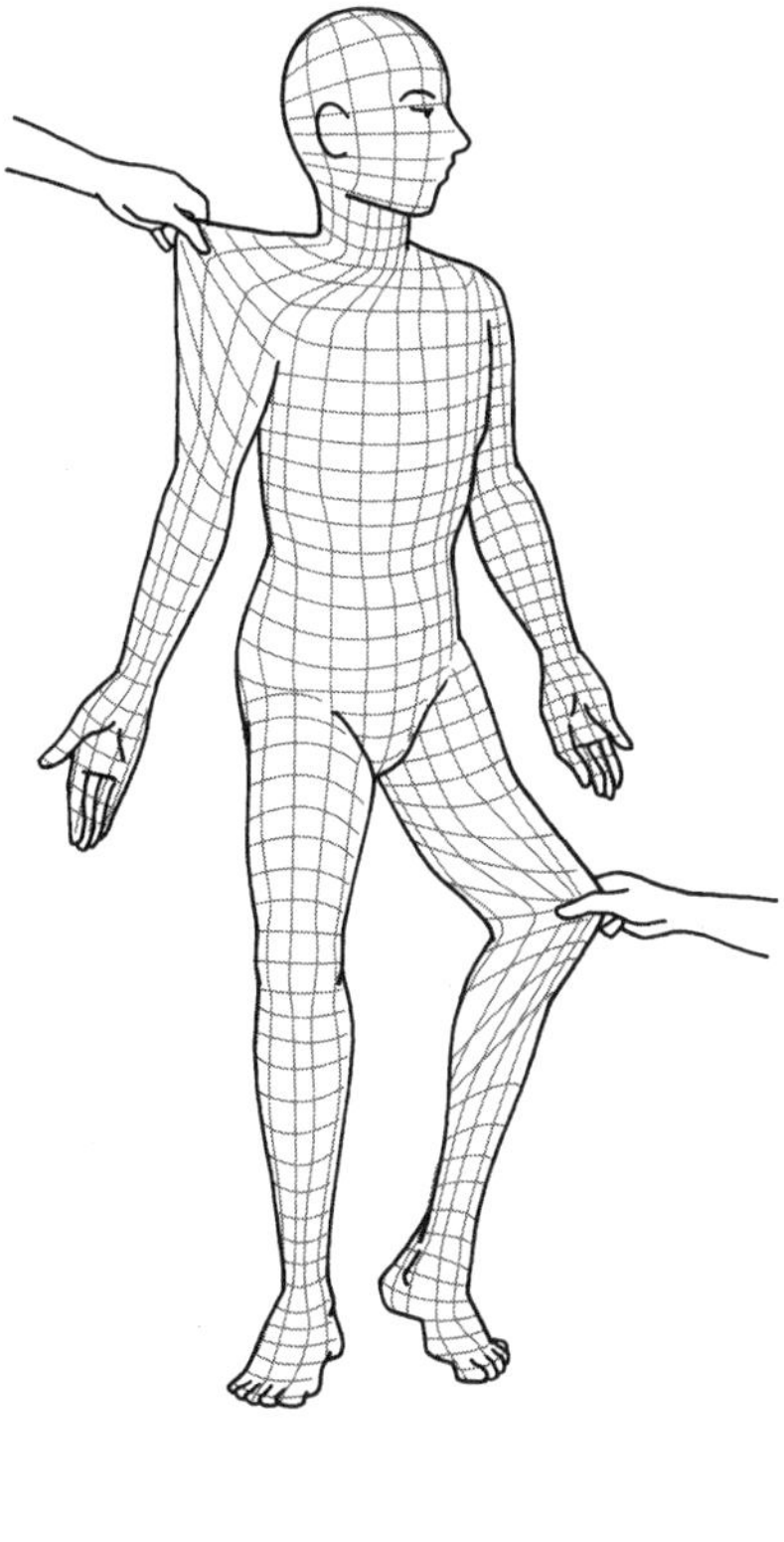

身体のどこかで起こる不調は、様々な組織のゆがみが神経や膜を通って脳に届き、それが痛みやコリとなって現れるのです。

だから、痛みの出ている箇所「だけ」を気にするのではなく、痛みを発生させる「根本的な原因」がどこにあるかを知ることが大切なのです。まずは、このことを理解していただきたいと思います。

コラム

健康サンダルは不健康サンダル

足のつぼなどを適度に刺激する健康サンダル。しかし、人間の身体というのは、常に刺激を加えられると状態は悪くなるものです。それは、神経が反応しなくなったり、筋力が落ちるという形で現れます。マッサージでも毎日うけているとどんどん筋肉は硬くなり、身体の反応も鈍くなっていきます。たとえば、辛いものばかり食べていると舌が薄い味に反応しなくなるようなものです。

私自身、健康サンダルで歩いていて、足の裏全体が腫れあがり歩けなくなったことがあります。健康サンダルを履《は》いて15分以上歩いていると、感覚が鈍くなり、危機に備えられなくなって、逆に不健康への歩みを進めているかもしれません。

カルシウム不足と五十肩の関係

カルシウムが不足すると、筋肉に石灰沈着が起こります。その結果、いわゆる五十肩や腱鞘炎《けんしょうえん》などになりやすくなります。

また、関節に痛みが出やすくなります。突然、痛みが出て腫《は》れたりします。「じゃ、牛乳を飲もう」と思うかもしれません。しかし、昨今、牛乳は日本人には合わないと言う方も出てきました。実際、牛乳を飲むという習慣は、戦後、海外から入ってきたものです。そこで、私は豆腐、大豆、煮干し、魚などからカルシウムを摂取することをおすすめします。

さらに副甲状腺ホルモン（骨を溶かして血中のカルシウムを増やすホルモン）の過剰分泌や、カルシトニン（血中のカルシウムを骨に沈着させるホルモン）の分泌不足などもカルシウムを減らします。そのほか、重金属の水銀、鉛などを摂取しているとカルシウムが減少します。

一概に言えませんが、このようなものを解毒するのにクロレラなどが良いと言われています。日光に当たらない生活などもカルシウム不足になるので適度に日光浴をしましょう。

整体師も破綻する？

私たち整体師の多くは自営業ですが、なかには破綻する人もいます。私の仲間にもいました。そうした人は心理ブロックがかかっているように思います。それは「お金が嫌い」「お金は汚いもの」「お金が無いと怖い」という心理です。この心理ブロックをリセットすることは大切です。私がかつて芸人をしていた時に１回の舞台のギャラは１０００円で、そこから１割引かれて９００円でした。ラジオ番組のギャラは１回２５０円で、そこからさらに１割引かれて２２５円でした。そんな環境にいたのでお金の意味が分からない時期がありました（笑）。そうした状態でしたから、深夜から朝まで牛丼屋でバイトをしていました。

今になって思いますが、お金は結果としてついてきます。整体業界に入るまでに３００万円借金していました。しかし、整体で飯を食うと決めていたので、がむしゃらに整体を学んで練習し、開業して１年半後には借金を全て返すことができました。

第2章　身体の痛みは「関節のゆがみ」からきている！

身体のゆがみは、関節のゆがみから

前章で、人間の身体は何かしらゆがみがある、とお話ししました。

実は、身体のゆがみは、まず関節のゆがみから起こります。

第3章で、詳しく説明しますが、人の身体には257の関節があり、ゆがみを起こす関節は無数にあります。足の関節でも、足の指でもゆがみが起こります。そして、ゆがみが出ると関節の左側、右側、上下、前後などが狭くなります。

たとえば、背骨にゆがみが出ると、背骨の関節が狭くなります。骨と骨をつないでできあがるものが関節ですが、実は、ほとんどの背骨の骨は上と下が密接に関係しており、重なりあっている部分も多くあります。

狭くなると言っても、実際には数ミリ単位です。背骨には、回旋《かいせん》、側屈《そっくつ》、前屈《ぜんくつ》、後屈《こうくつ》という基本的な動きがあります。そして回旋と側屈の動きは同時に起こります。背骨が回る時にわずかに側屈もしています。この時に筋肉と骨は連動し、縮まっている側にずっと倒れ続けると関節は狭くなっていきます。逆側は関節がわずかに開いていきます。もし、いつも同じ方向に荷物を運ぶなどの作業を継続的にしていると、捻《ね》じれてしまい、身体に左右差が出ます。

また、デスクワークで姿勢が悪く前かがみになっていると、腰の骨が後ろに出て身体は丸くなります。その時に、本来、腰の骨は前弯《ぜんわん》（前側に弯曲《わんきょく》）しているのですが、それが後ろに出てきてしまいます。

私はこれを「後方変位」と言っています。実際に整体の検査をすると、すごく飛び出てくると言うよりも、前弯をしていないといけない腰の骨が平坦に真直ぐになるような感じになります。

関節は上の骨、下の骨とあれば、上の骨が後ろに出てくると下の骨と隣接している関節の距離が縮むために隙間は狭くなります。

専門的に言うと、背骨の棘突起《きょくとっき》と棘突起が近づく、と言えます（Ｐ74参照）。

これらの回旋・側屈・前屈・後屈など様々な不良姿勢状態が続くと関節は狭くなり、隣接する骨どうしで滑走しなくなりロッキングされます（固定されて動かなくなります）。すると、こんな症状となって現れます。

・身体が伸びづらくなる
・椅子から立ち上がる時にしんどく感じる
・寝ていても腰が痛い
・神経が圧迫され痛む
・身体の動きが上手くいかなくなり、痛みが出やすくなる
・腰が反りづらくなる

また、長期的なゆがみがあると、背骨の関節の具合が悪くなります。すると、関節から出ている神経が圧迫され、神経、血管、リンパなども圧迫されて体や内臓の調子が悪くなったり、痛みを長引かせたりします。

長期的なゆがみとは？

「長期的なゆがみ」とは、どのようなゆがみを指しているのでしょうか？

短期的なゆがみとは、外傷を受けた後、または足を組んだ後などに発生するゆがみを想像してもらうといいと思います。この場合は、すぐに調整をすることで比較的軽症で済むことがあります。

一方、長期的なゆがみとは、外傷を受けたとか足を組んだなど、これといって思い当たる要因がないのに、慢性的にゆがんでいる状態を指します。そして、要因が思い当たらないので、自分では何も対処せず、ほったらかしにしています。皆さんも、次のようなことに心当たりはありませんか？

・毎日、横座りしている
・同じ側にしか足を組まない

・家でテレビを見る時はいつも右側を向いて見ている
・仕事でパソコン作業をする時、資料を同じ側にばかり置いてやる
・スマートフォンを寝ながら同じ側ばかり向いて操作している

このようなことに心当たりがあれば、長期的にゆがんでいる可能性があり、身体の不調を招くことになります。
具体的には、背骨の関節の具合が悪くなります。すると関節から出ている神経、血管、リンパなども圧迫されて身体や内臓の調子が悪くなったり、痛みを長引かせたりします。

関節は元々は発生学的に液体からできあがっていきます。関節のゆがみは、構造的に最終形態でのゆがみであると考えます。身体の柔軟性をまるで液体のようにしてあげて、痛みや不快な状態をとるうえでも、関節や筋肉からゆがみを取ることが重要なのです。

身体のゆがみをチェックしよう！

自分の身体がゆがんでいるかどうかは、鏡で見たり、実際に身体を動かしたりしてチェックできます。

＊自分１人でできるチェック方法

目の高さや位置を見てみよう

目の高さや位置を鏡で確認してください。左右で高さが違っていたり、位置が違っていませんか？　右の目だけが前に出たりしていませんか？　顔全体が傾いていたりしませんか？　これらの点をチェックしてみましょう。

骨盤の高さはどうなっている？

骨盤の高さやでっぱりの位置をチェックしましょう。

鏡を見て上がっている骨盤の方が後傾しています。低い方が前傾しています。

自分で触ってみて、どちらか骨盤のでっぱり（ASIS）が前へ出過ぎている、出ていないかをチェックしましょう。

骨盤の高さが違うのは、足の長さの違い・足のゆがみ・骨盤のゆがみなどが関わってい

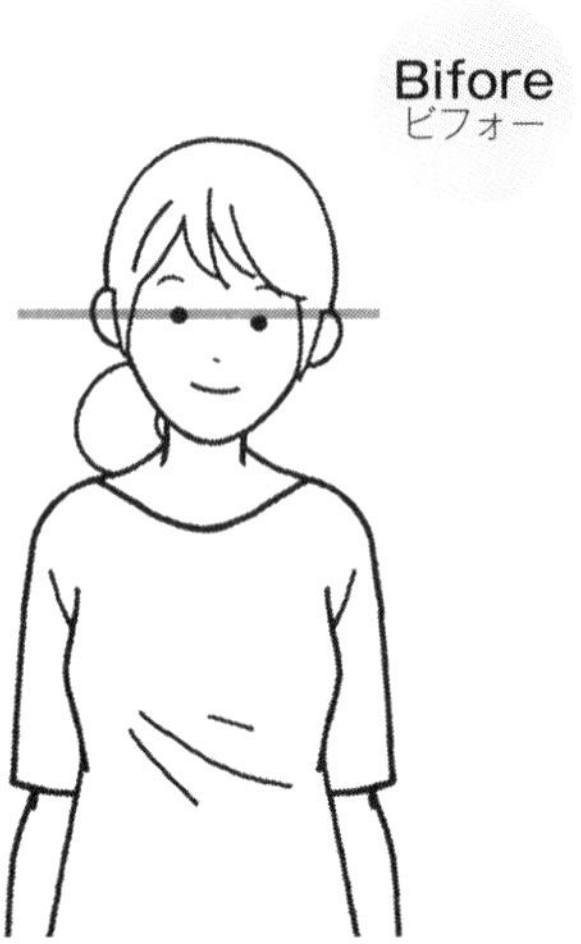

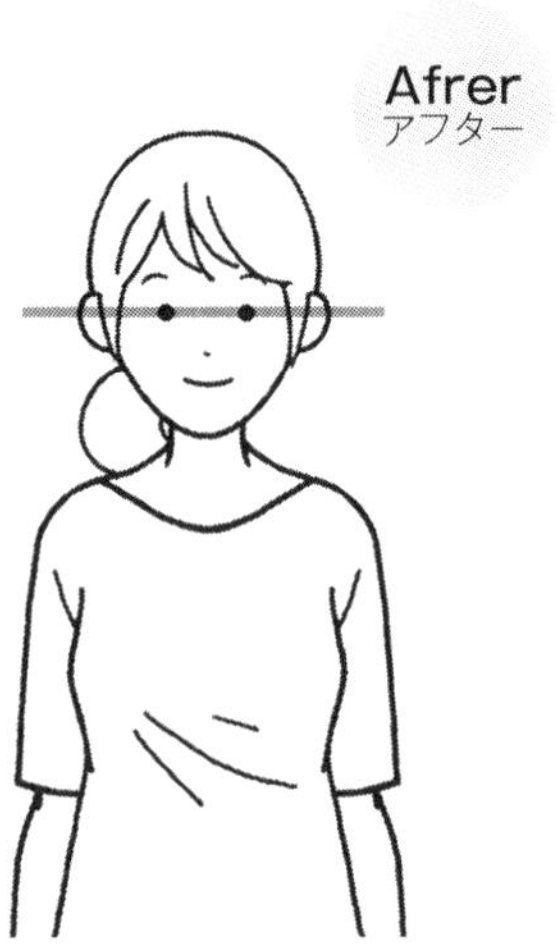

るかもしれません。

骨盤の位置

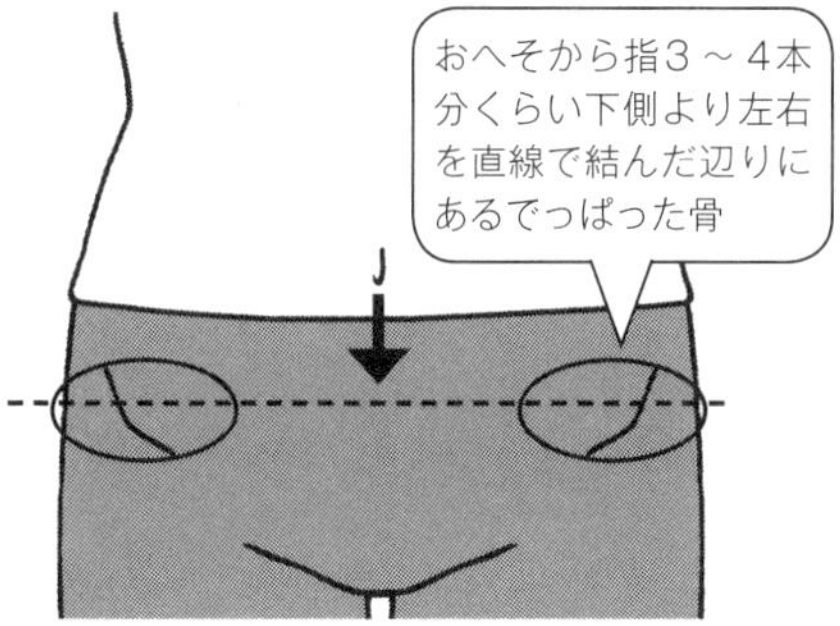

分くらい下側より左右
を直線で結んだ辺りに
あるでっぱった骨

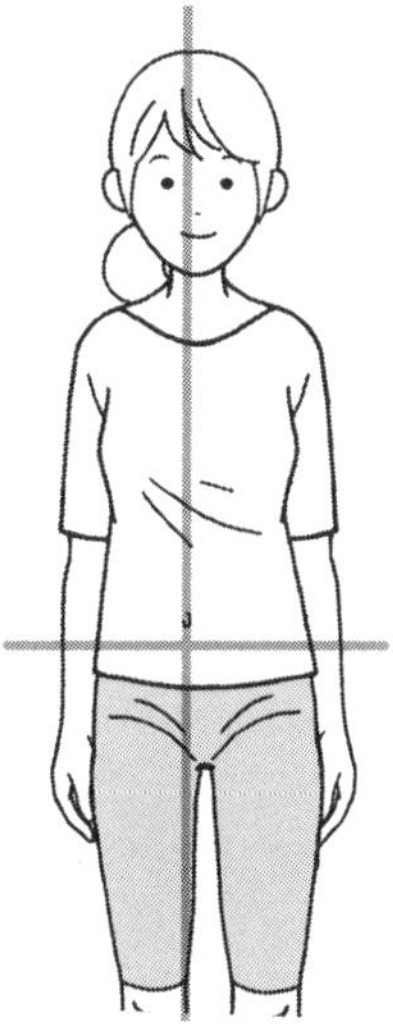
おへその位置が身体の
中心よりずれている。

骨盤のゆがみを鏡でチェックする時には、前ページのイラストのように、へその位置を確認してみてください。へその位置が身体の中央からずれている場合、骨盤のねじれが起きています。

足の左右を開いてチェック！

仰向けに寝て、足を伸ばして片方ずつ外側に開いてみましょう。どちらかに開きづらかったら、身体がゆがんでいるかもしれません。

仰向けに寝てひざを倒してチェック！

仰向けに寝てひざを立てて、左右にひざを倒してみましょう。倒しにくい側があったら、その反対側の腰や背中の緊張が強くなっているかもしれません。倒しにくい方に問題があるという人もいますが、私は倒しやすい方に問題があると思います。なぜならば、関節はゆがんでいる側に余計にゆがむ性質があるからです。

ひざを倒して検査

①仰向けに寝て、ひざを左右に倒してみましょう。倒しやすい方、倒しにくい方があると思います。②倒すと腰が突っ張るとか、足が突っ張るなどがあれば「倒しにくい方」と判断してください。

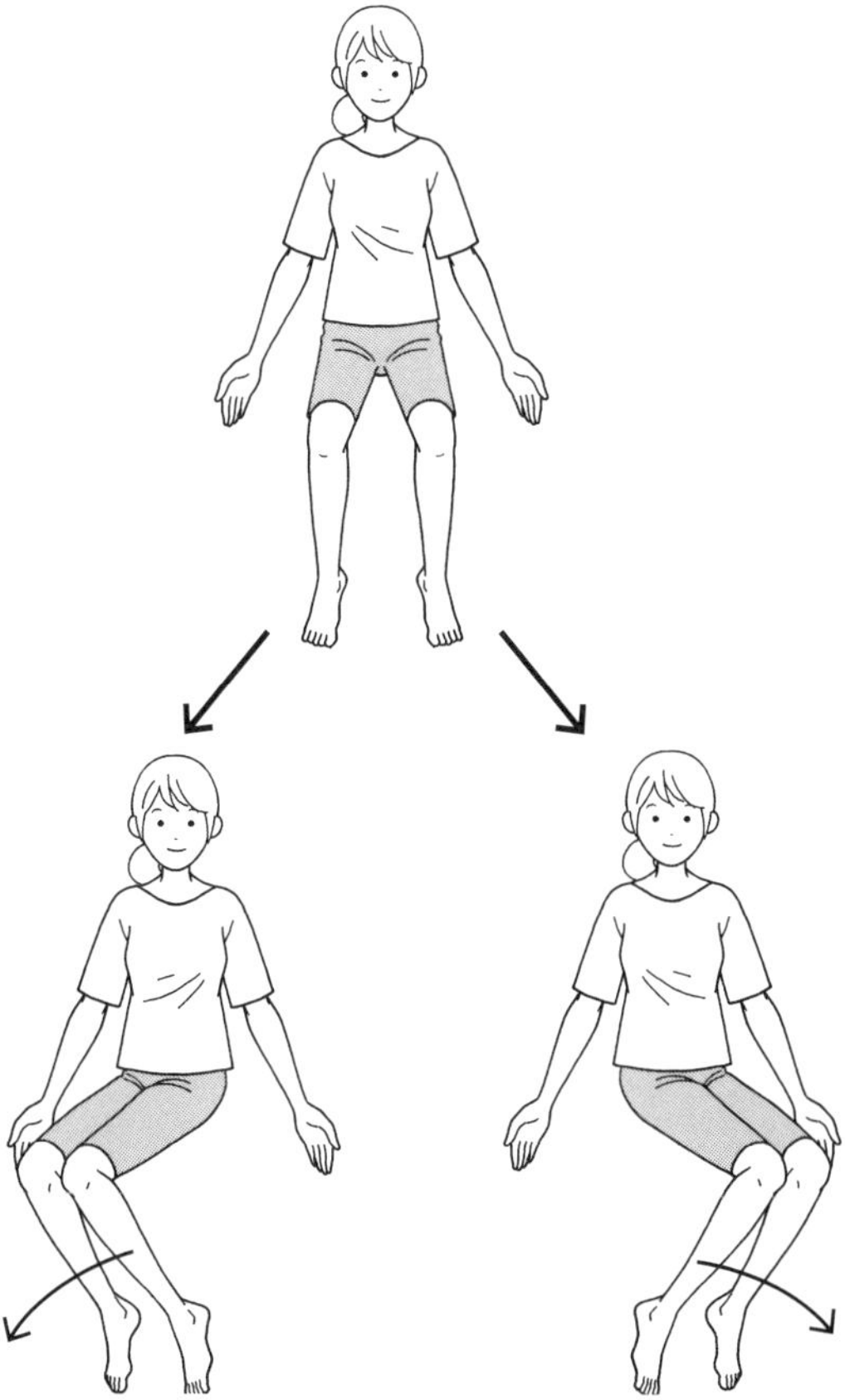

＊2人でチェックする際の注意点

2人でやる際には、どんな動きがしづらいかなど、自分では見づらい部分をお互いにチェックしてみましょう。

・ひざ倒し検査をお互いに確認しましょう。左右どちらかが倒しづらいなどがあるかもしれません。
・顔のほっぺたの位置なども見てもらい、顔のゆがみも確認しましょう。
・肩や腰や背中のコリの状態をお互いにチェックしましょう。

ぜひ、これらをアングル整体をやる前にチェックをしてみてください。

肩の高さは左右違っていませんか？

皆さんには、こんな経験はありませんか？

・写真を撮った時などに「左右の肩の高さが違っている」と言われた
・鏡を見ると目や眉毛の高さなどがアンバランスで、肩の高さも違う
・肩にバッグをかけると、いつもずり落ちる

こうしたことが起きるのは、身体のバランスが崩れているからです。身体がチグハグな状態になっている、と言えます。

肩の高さが違うということは、骨盤や足のゆがみが関わっているかもしれません。また、頭と首にゆがみがあるかもしれません。

足や骨盤がゆがむということは、家で言えば「基礎の土台」が崩れていることにほかなりません。土台が崩れているのですから、いつまでも肩を触っていても治りません。家の屋根が傾いているから直そうとしても、家の土台が崩れていたら、屋根だけ直してもどうしようもありません。屋根の高さが整っても、外壁は傾《かたむ》いたままですし、室内の傾きもそ

のままです。

人の身体も同じです。そのため、アングル整体では股関節や足首などを使って、骨盤などの土台の調整を行います。

まずは「足の長さ」をチェックしてみましょう。

足の長さのチェック方法

1人でも2人でも確認できます。寝ている時と座っている時でチェックします。

仰向けに寝て、自分で足の長さを見てみましょう。もしくは、ご家族などで見てもらえる方がいたら見てもらってください。足の長さは親指の位置で見てください。短い側を覚えておきましょう。

次に起きあがり、長座（床に足を伸ばして座っている状態）をしている状態で足の短い側が長くなれば、それは後天的な問題で、アングル整体で改善が可能となります。

もし変わらない場合は、先天的に発生したものなので改善が難しい場合があります。もしくは、昔の捻挫、骨折、打撲などで治りづらい状況なのかもしれません。

先天的な問題の場合は、靴のインソールなどを短い側の足に入れて高さを調整して生活をされることをおすすめします。

仰向けで寝た時と長座をした時の足の長さ

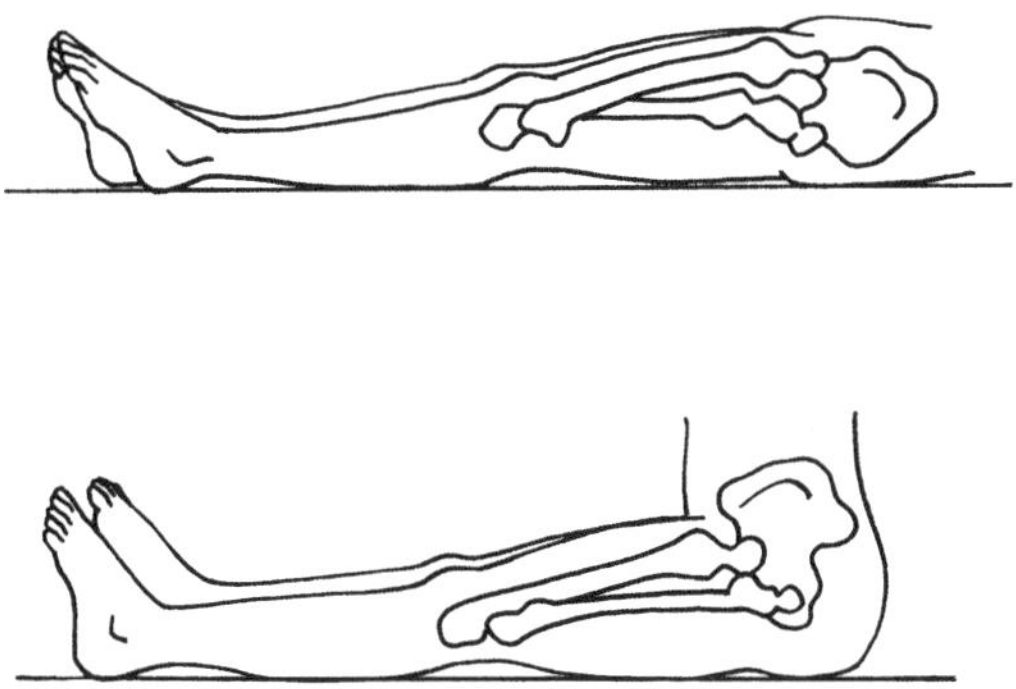

次に、腕の長さをチェックしてみましょう。

腕の長さのチェック方法

仰向けに寝て、腕をバンザイして伸ばした時に、腕の長さが違うかどうかを調べます。短い側の手に問題があります。具体的には、上半身の広背筋《こうはいきん》という背筋や肩周囲の筋肉がゆがんでいたり、大腰筋《だいようきん》という体幹の筋肉が収縮していたり、肋骨や背骨がゆがんでいます。この場合、身体が横に縮んでいることが多いのですが、これも関節アングル整体で治すことができます。

腕の長さのチェック方法

仰向けに肩幅に足を開いて寝る。バンザイをして腕の長さが違えば、ゆがみがあります。

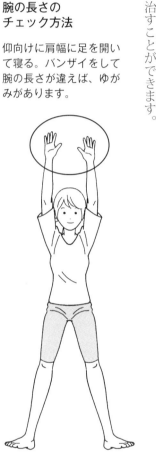

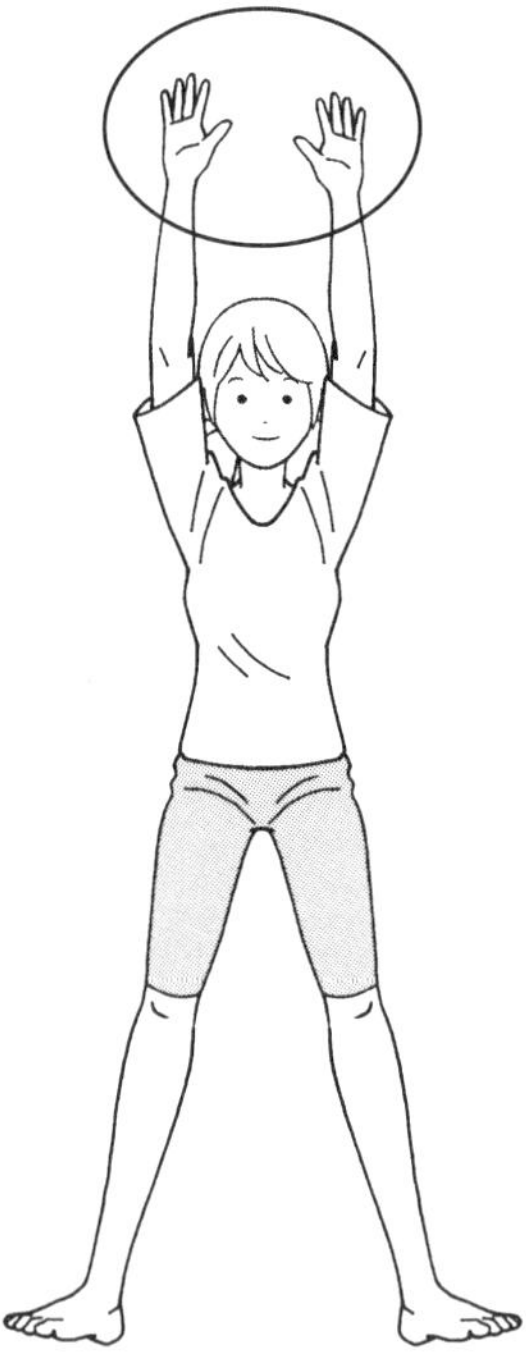

肩・背中のコリ、首の痛みと身体のゆがみの関係

コリは、なぜ起こるのでしょうか？

実は、コリは筋肉、関節、膜など様々なところに問題があると起こります。

肩・背中・首・足などの筋肉は、座っていたり、立っていたりする時に身体を支えなければなりません（身体を支える筋肉を「抗重力筋」と言います）。

しかし、これらの筋肉は寝ている時には「弛緩《しかん》」していないといけません。つまり、ずっと緊張しているようではダメなのです。もし、寝ていて背中が痛いとか、だるい、突っ張っているといった症状があれば、これは抗重力筋に問題があるかもしれません。

もし、座っている時に張っていて、寝た時には緩むのであれば、これは関節に問題があります。

たとえば立っている時や座っている時に背中が張っているとします。しかし、寝た時には問題がないのであれば、足の関節や背中に関わる腰・胸、首の関節に問題があるのかもしれません。その時には、関節の調整をしないと元に戻らないことが多いです。

寝ていても痛い、座っていても痛いとなれば、筋肉と関節の両方に問題がある可能性があります。

この場合、背中を支える脊柱《せきちゅう》起立筋《きりつきん》、腰方形筋《ようほうけいきん》、大殿筋《だいでんきん》、大腿部《だいたいぶ》筋肉、ふくらはぎなど身体を支える筋肉の緊張が考えられます。関節ですと背骨の骨と骨を結ぶ椎間《ついかん》関節、骨盤の関節なども関係しているでしょう。

寝違えて起き上がるのが辛いという経験をしたことがある方は、それを思い出してください。

現代では、デスクワークが増えたため、肩・背中・首のコリや痛みで悩む方が増えています。これらのコリや痛みは姿勢から起こります。

デスクワークをする際、イスに前かがみで座ると、身体のＳ字のカーブが減少します。すると、筋肉をこわばらせてしまします。その状態からまっすぐ立ち上がろうとすると、筋肉や関節が伸びないために「イタタ」となってしまうのです。また、骨盤から下の太ももイスによって圧迫され続けるため、鼠蹊部《そけいぶ》よりも下の血流やリンパの循環は悪くなります。これもコリや痛みの原因となります。

私が多くの患者さんを検査すると、胸椎《きょうつい》と言われる背中の骨や、肋骨がすごく硬くなっている方が多いのですが、こうした方は、座り仕事のやり過ぎで、肩こりや背中の痛みだけでなく、頭痛、めまい、消化不良、内臓疾患などを引き起こしていることがあります。なぜならば、内臓の神経は全てと言っていいくらい背骨から出ているからです。特にデスクワークでは、背骨が身体を支えるため、筋肉や関節に支障をきたすことが多いのです。

もうひとつ重要なポイントがあります。それは「指」です。

デスクワーカーの中には、１日中パソコンのキーボードをたたいている方も多いと思います。その際、必ず腕を下向きにして使います。この時に、手首や腕の骨も捻《ね》じられ、それが上腕二頭筋《じょうわんにとうきん》につながり、胸や肩までつながっていきます。そのため、指を使っていながら、その疲労はどんどん上へあがっていき、結果的に肩甲骨の中まで突っ張ってきます。すると、やがて子供のように肩甲骨が浮いてこなくなり肋骨と肩甲骨はくっついて、天使の羽が無くなってしまうのです。

腕の位置は、本来は開いているのが正常です。手の平は正面を向いているのが正しいとされています。これを解剖学的肢位と言います。しかし、パソコンをしている時の姿勢は、腕を内側に回し、指を使い続けています。

次ページのイラストで示すように、指の筋肉と肩の筋肉は解剖学的に見ても連鎖しています。その結果として指の筋肉の使いすぎが肩こりなどを起こしてしまう、と言っても過言ではありません。

すると、さらに身体は丸まり本来の良い姿勢とかけはなれてしまいます。この場合、固定された肩・背中・骨盤の状態で指先だけを使い続けるので、筋肉は連鎖して身体のゆがみをつくってしまいます。

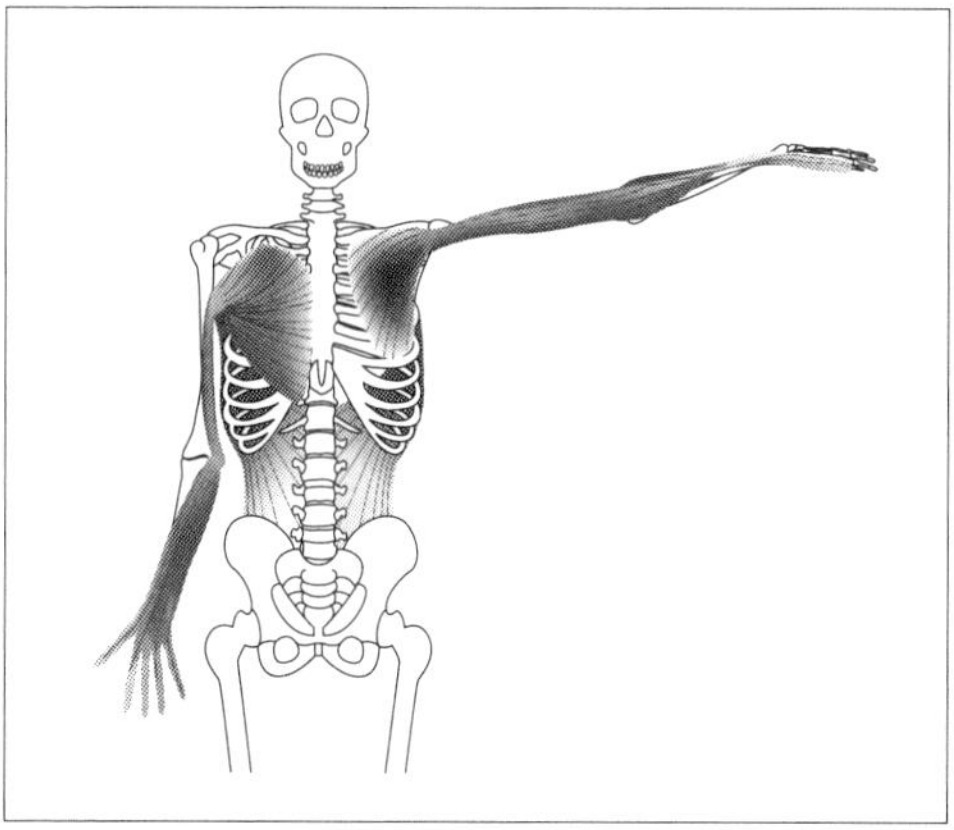

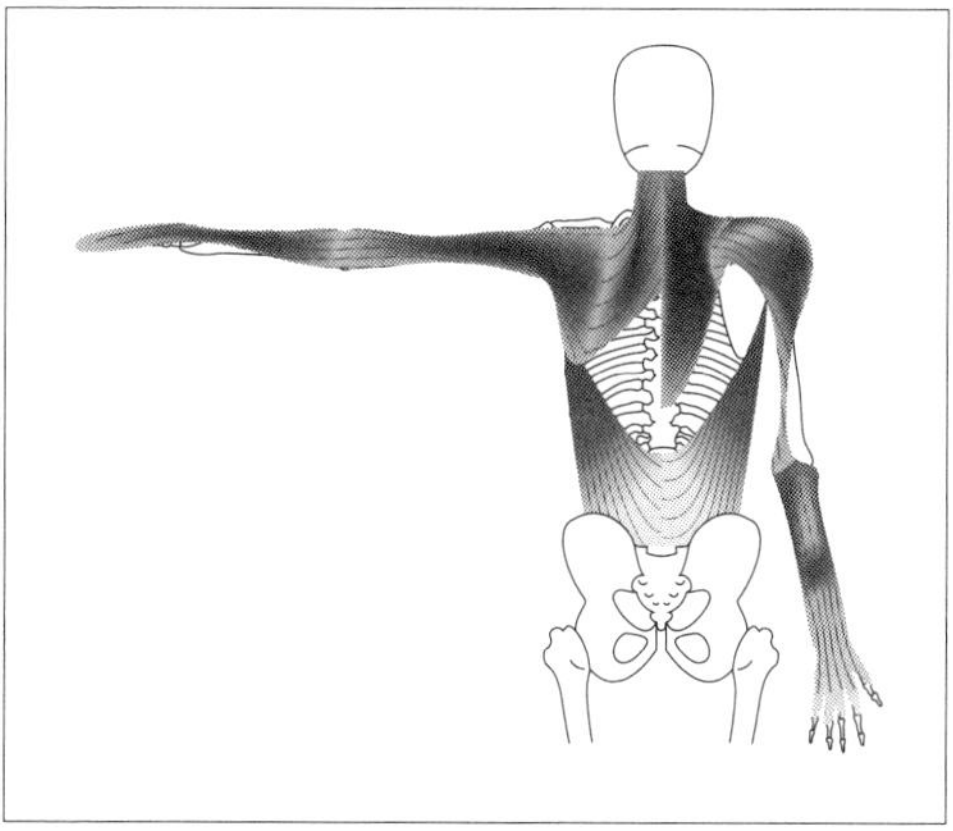

アングル整体では、腕は身体のつけ根の肩から出ていると捉えます。だから、肩のアングルを使うことを大事にしています。

こうして見ていくと、肩や背中・首の問題は、身体を支える背骨や骨盤の関節、筋肉の連続性の問題であることがわかりますし、1日中使っている腕や手の筋肉や関節も関係しているとわかります。

コラム

赤ちゃんの指はしゃぶらせろ

赤ちゃんの指しゃぶりをやめさせたがる人がいます。しかし、赤ちゃんの指しゃぶりには重要な役割があるのです。それは頭蓋骨《ずがいこつ》調整です。

赤ちゃんは、出産時に産道を抜ける時に頭に大きな負担がかかり、頭が伸びてしまいます（または、圧縮されます）。そうすると頭の縫合《ほうごう》関節が締まり、自由な動きができなくなってしまい、それが障害をもたらすと言われています。

帝王切開しても問題があります。赤ちゃんはいきなり外界に出されるわけですから、頭の内圧が変わり縫合関節が締まってしまうと言われます。

人間の頭は縫合関節で自由に動けなければいけません。そこで赤ちゃんは、指をしゃぶったりすることで自分で頭蓋や顔の骨を調整していると考えられます。

そのため、一概に指しゃぶりやおしゃぶりが悪い、とは言えないのです。

肩こりの原因は、肩には無い

肩こりの原因は、肩に無い。このように言うと「じゃあどこにあるのだ!?」となりますね。

実は、肩こりは様々な原因で起こります。

肩の筋肉自体が、頭から背中までつながっています。さらに筋肉は連鎖して足先までつながるため、原因ははるか遠くにあることもあります。それは足の指先だったり、股関節だったり、指だったり、といった具合です。

なぜ股関節や足の指が肩こりの原因になったりするのでしょうか?

足の指や股関節の筋肉は、筋肉同士のつながりにより肩や首まで連動しています。

特に股関節と肩関節はグルグル回る関節でお互いに関係しあっています。そのため股関節や足を使い過ぎると、その疲労が連鎖により肩こりとなって現れるのです。

薬を飲んでも効かない腰痛

寝違いや腰痛で薬を処方されたことはありませんか？

寝ている状態から起き上がるのが辛い寝違いやむち打ちは、首を支える筋肉が微小断裂していたり、筋力が低下して起きます。そのほかには、関節のゆがみが強く出ていて身体を支えられなくなって起こることもあります。

首を右に回して左に痛みが出続けていれば、筋肉の微小断裂による寝違いで、改善するのに１週間～３週間かかることもあります。


寝違いや腰痛は、血流やリンパと関係していることもあります。血液は、筋肉などには豊富に流れています。そのため、筋肉は赤みを帯びています。しかし、靭帯《じんたい》など白い組織は血流が豊富ではありません。そのため、靭帯損傷が起こると治るのに時間がかかってしまいます。なぜならば、血液が栄養や酸素を運ぶからです。皆さんが病院で薬をもらって首の痛みが減ったのなら、それは、血流が豊富な筋肉に問題があったからです。もし薬が効かなかったら、筋肉ではなく、関節・靭帯・神経系に問題がある可能性が高いのです。

その場合は、関節などをちゃんと調整する必要があります。ですので、寝違いや腰痛になったからといって、何でもかんでも薬を飲むことはおすすめしません。

へそ曲がりは、顔に出る？

お風呂に入る前に、おへその位置を見たことがありますか？

鏡でおへその位置を見て捻じれていたら、それは、身体が捻じれているのです。

アングル整体的に考えると「体のゆがみ」が出るという事は、神経も何かしら圧迫を受けるので不快な状態になっています。まさにへそ曲がりは、性格のゆがみと身体のゆがみが出てあまり良いことではないですね。

実際に、へそが問題で顔のゆがみや身体のゆがみが出るケースもあります。へその捻じれは、体の回旋に問題があることを表しています。また、内臓の具合が悪くなると顔に症状として現れます。

昔から肝臓の問題は「目」に出ると言われます。また、腎臓の問題は「耳」に出ると言います。

そして、へそは、「鼻」に出ます。解剖学的にはへそは頭蓋骨の蝶形骨《ちょうけいこつ》とつながると言われ、ちょうど、鼻の眉間あたりや目の位置にある骨に影響し、結果的に顔のゆがみとなって現れます。

余談になりますが、へそは、人間が生まれる前に母親とつながるうえでも非常に重要なポイントです。へそからエネルギーが入ります。しかし、骨盤がズレているとエネルギーがうまく流れません。昔から丹田《たんでん》は、解剖学的に見ても、エネルギー的に見ても、発生学的に見ても身体の中心で、とても重要なのです。

第3章　関節アングル整体で身体をリセットする！

関節にアングル（角度）をつけて、自然治癒力を高める！

人間は、腰が痛くなったり、肩が凝《こ》ったりしますし、病気になったりもします。なぜでしょうか？

それは、「免疫力が低下している」からです。免疫力の低下は、食事のとり過ぎや砂糖などの過剰摂取で起きますし、過労や運動不足でも起きますし、ゆがみを放置することでも起きます。

だから私は、普段から患者さんに食事、睡眠、運動、整体が大切だとお伝えしています。これらに気を配ることで、免疫力は確実に向上します。免疫力が高まれば、自然治癒力がつき、生命力が充実してきます。

免疫力と言うとむずかしそうに感じるかもしれませんが、運動をすると気持ちよくなったり、仮眠を取るだけで元気になった、なんていうことはありませんか？　これもあなたの免疫力が回復したと言う事です。こう考えれば、より身近に感じられるのではないでしょうか？

関節アングル整体は、関節にアングル（角度）をつけることによって、身体のゆがみを取り、自然治癒力、免疫力を高めることができます。

自然治癒力で大事なのは「神経」だと考えます。

特に自律神経の調整が必要になります。

自律神経は、頭と仙骨から出る副交感神経と頸椎《けいつい》・胸椎《きょうつい》・腰椎《ようつい》から出る交感神経に分かれます。そして「副交感神経を上げると免疫力が上がる」と言われます。

しかし、内臓障害などが起きている時は、交感神経側の痛みなどに関する部分のゆがみや関節の固着が大きくなり、神経の伝達を悪くさせていることがあります。この場合、緊張し上がっている交感神経を下げます。そうすれば自動的に副交感神経も正常に戻ります。

ですから、まずは交感神経を下げてやるのです。

自律神経の治療をすると患者さんが落ち着き始め、副交感神経系が優位になって眠くなります。その際に、自律神経が広がると、身体中の液体の動きが変わるのが触れているとわかります。

ゆったり大きく呼吸をすると、関節や液体も自由な動きをしはじめます。その時、身体は本来持っている生命力を出し始めているのです。

このことはセルフでみなさんにやってもらうアングル整体でも感じられるはずです。

人の身体にある13ヵ所の大きな関節

骨をつなぐ「関節」はとても大切です。

なぜならば、脳からの指令が背骨の関節から出ていき、それが内臓や筋肉の神経に届くからです。そして、脳はこんな指令を伝えます。「内臓さん、筋肉さん、ちゃんと動いてください。治ってください」と。

ところが、身体がゆがんでいると神経の伝達が悪くなり、内臓や筋肉の動きが鈍くなります。関節の隙間からは血管も出ているので、内臓への血液供給も減り、正常に機能しなくなります。すると血流が悪くなり、代謝が鈍ってだるくなったり凝ったりするという悪循環に陥ります。こうして、免疫力が落ちていきます。

しかし、関節に正しいアングルをつけて、関節を開き神経伝達を改善することで、免疫力は向上し、自然治癒力は高まっていきます。

人の身体には、約２５７個の関節があると言われています。

そのなかでも、セルフで動かすのに大切な関節は、次の13ヵ所です。

①　環椎後頭《かんついこうとう》関節（後頭部と頸椎1番を結ぶ大切関節）

②　頸胸《けいきょう》　移行部の関節（首と胸椎肋骨を結ぶ関節）

③　胸　腰《きょうよう》移行部関節（胸椎と腰椎を結ぶ関節部・身体の軸になる部分としても重要）

④　腰仙《ようせん》関節（腰部と骨盤仙骨部を結ぶ関節・要となる部分）

⑤ 仙腸《せんちょう》 関節（骨盤帯を作る関節・仙骨と腸骨を結ぶ関節）
⑥ 肩《けん》関節（肩甲骨・鎖骨・上腕骨を結ぶ関節。球関節と言いぐるぐる回る関節）
⑦ 肘《ちゅう》 関節（上腕と前腕を結ぶ関節部）
⑧ 手《しゅ》関節（前腕部と手部をつなぐ関節）
⑨ 股《こ》関節（骨盤と大腿骨を結ぶ関節）
⑩ 膝《しつ》関節（大腿部と脛骨・腓骨を結ぶ足の上下に挟まれて圧迫や捻じれも起こりやすい）
⑪ 足《そく》関節（脛骨・腓骨のひざの関節と足部を結ぶ関節）
⑫ 手指（手の指のそれぞれの関節）
⑬ 足指（足の指のそれぞれの関節）

これらの関節の周囲には多くの筋肉や神経が通っていて、身体のバランスを取るのにも非常に重要な部分となります。

1日1回、身体をリセットするためにアングルをつけましょう。

骨格系《こっかくけい》の全景《ぜんけい》（後面《こうめん》）

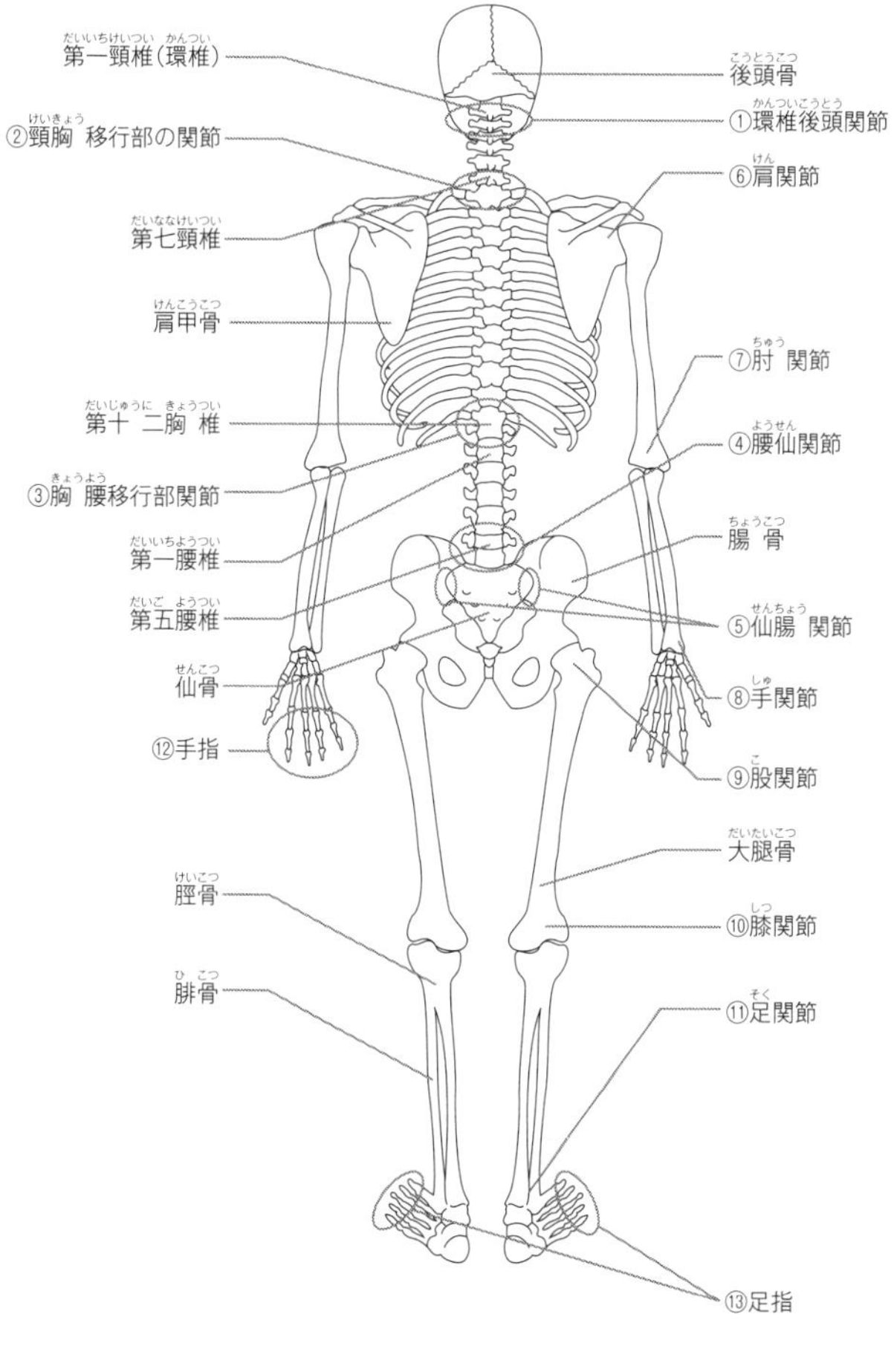

関節アングル整体と背骨の関係

関節アングル整体では関節にアングルをつけていきますが、その時に大事なのは、角度です。足であれば7度ずつ動かしていくこと（くるぶしひとつの幅分）、首に関していえば、約13度ずつ。目安は手首の幅分を動かすことがポイントです。

関節アングル整体と背骨（頸椎・胸椎・腰椎）の関係について、説明していきます。

背骨全体は24個の骨でできあがっています。その内訳は、頸椎7椎、胸椎12椎、腰椎5椎となります。整体では仙骨も背骨の一部として考えています。

それぞれ名前が付いていますが、実際には「ひとつの繋《つな》がりのある背骨」と考えて頂きたいと思います。部分的なものとして捉えるとその部分しか見ず、全体をおろそかにしがちだからです。

背骨の機能で大切なことがあります。
それは、背骨はまっすぐでなく横から見るとS字カーブを描いているところです。頸椎、腰椎は前弯《ぜんわん》しており、胸椎は後弯《こうわん》しており、この弯曲していることで首からの重さなどをストレートに受けずに圧力を分散していく役割があります。

生まれた時に背骨は実は、まっすぐです。成長と共にハイハイをするようになり弯曲をつくり始め、歩く準備を始めていくのです。また、背骨全体から自律神経の交感神経が出ていく大事な部分でゆがみをつくることは身体を興奮状態においてしまい、眠れない、食欲不振、便秘など様々な症状を引き起こす原因ともなります。

頸椎、腰椎は整体的には「腰首、首」でお互いに名前的にも、つくり的にも共通の関係があります。一般的に頸椎は、「首」と言われます。腰椎は「腰」と言われます。もしくは「腰首」と言います。整体では、「首」がつくところはお互いに関係すると考えています。

背骨のつくり

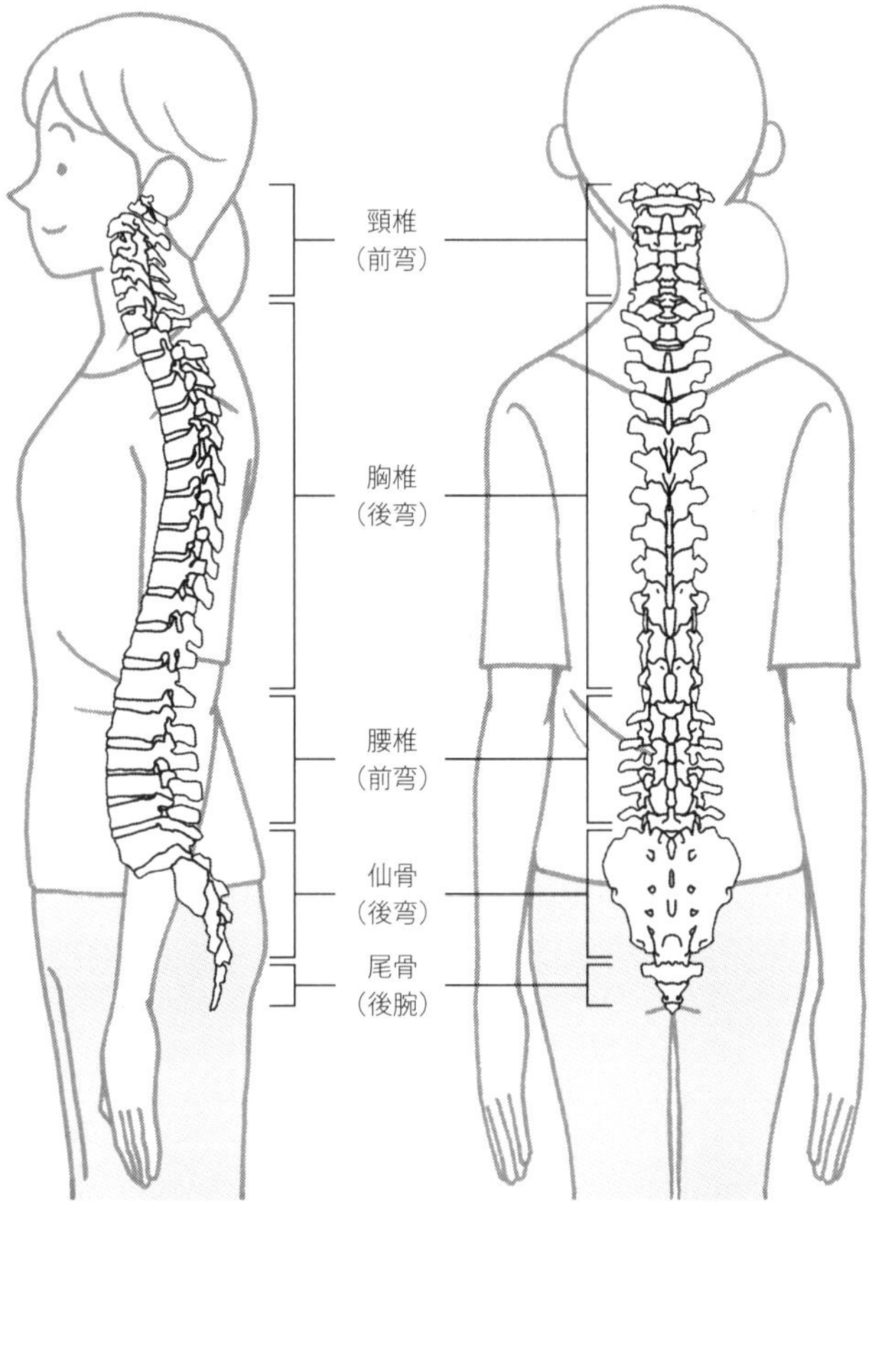

関節アングル整体の簡略図

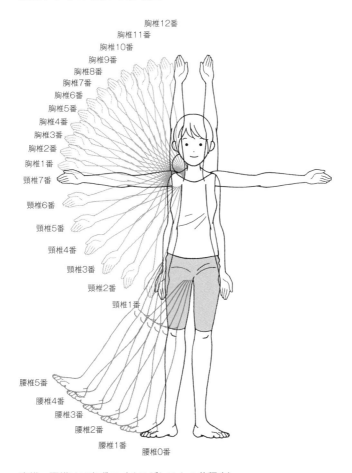

胸椎・腰椎は７度ずつ（**くるぶしひとつ分程度**）、
頸椎は13度ずつ（**手首の幅分程度**）動かす。

そのため、整体では、「首」が悪くなると「腰」が原因で悪くなっていると考えます。身体のつくりから、頸椎、腰椎は「前弯」と言い、背骨が前側に弯曲しているという共通点があります。

腰椎は、骨盤の上にあるため、骨盤の状態でも腰椎のカーブは変わってきます。骨盤が前傾すれば腰椎はさらに前弯をきつくします。後傾すれば、腰椎は後ろにいってしまい弯曲を無くしてしまい背中の曲がった老人のように腰の骨が後ろに曲がってしまいます。

まず、全体で捉えてもらいたいと思いますが、それぞれの背骨の役割や機能を見ていきましょう。

頸椎は痛みや鬱にも関係する

頸椎は1番・2番は回旋の動きによく使います。その他の頸椎は前屈・後屈・横に倒すのを主な働きとします。

頸椎は神経的にも重要です。脳から近い部分であり、頸椎ひとつのゆがみで神経学的に痛みを抑制したりするルートが正常に働かなくなるとも言われています。

首のゆがみがずっとひどいと頭にいく血流が阻害されますので頭痛の問題、めまい、集中力低下につながります。また、交通事故などの障害で治りが悪くなると心因性の問題が出やすい部分です。

「頸椎性のうつ病」というのがあり、頸椎のゆがみが関わり脳内のセロトニンの分泌にも関わると言われます。

内臓を守る胸椎

胸椎には肋骨《ろっこつ》が付いており、内臓を守る上でも大切です。

特に内臓の中でも身体の中心にある心臓・肺という循環臓器、また、胃腸・肝臓・胆のう・膵臓《すいぞう》・腎臓などの機能を支える神経、栄養を与える動脈などと関わります。

食事が喉や胸につかえたりする時に背中を叩いたりしますが、これも脊髄《せきずい》神経からの反射を起こさせて内臓の調整をする対処法のひとつになります。

なぜ胸椎12番の操作が重要なのか?

胸椎は、回旋の動きに適しています。しかし、肋骨が存在するために結果として動きの幅は背骨の中でも可動性が少ない部分です。また、肋骨が付着するために腹筋と背中の筋肉とを支え合うためにも役立ちます。

本来、胸椎は後弯しています。日本人は弯曲が少なく「平背」といって背中が平らになりすぎている人が多くいます。猫背と言われますが、実際にはこの胸椎は丸くないといけないのです。それを無理にマッサージなどで「凝ったから」と言って押しすぎるとどんどん「平背」になり神経学的に内臓の不調が出やすくなったりしますので注意が必要です。

胸椎には肋骨が付きますが、胸椎11・12番には身体の前と後ろを結ぶ肋骨が無く浮遊肋骨といわれ肋骨が退化したものがあります。ここの関節は良く動きます。ゴルフ・野球・テニスなど回旋をするスポーツでは重要な場所です。

ここの関節は動きすぎるので疲労やゆがみの原因となり、動きが悪くなると関節を固着してしまいます。胸椎と腰椎のつなぎ目でもあるので、上の胸椎の動きが悪くなると過剰に腰椎を動かさないと身体が動かなくなります。その原因で腰椎ヘルニアや分離症になりやすいと言われます。

そのため、アングル整体では胸椎12番の操作を大事にしています。

頸椎・胸椎と関節アングル整体の関連性

関節アングル整体では腕を使って、頸椎・胸椎を動かし、身体を整えます。
腕を使う理由としては、次の３つがあります。

①　手・腕の神経は首から出ているため
②　筋肉連動が手先からと胸側まで影響がある点
③　発生学的に手は首と胸の境目の頸椎７番あたりからできあがっているため

腰椎の動き

腰椎は５つの椎骨からできています（Ｐ74）。筋肉も腰から肩まで付く筋肉と連動して動きます。

最も重要なのは、物を持ち上げるなど力強い筋肉活動が生じる力と相互に作用する体重負荷で生じる大きな力を支えないといけない部位です。

身体の可動性をつけるのにも大切ですし、大きな力がかかる上でも重要な部分です。

腰椎は前弯しており、頸椎同様に生まれた時は真直ぐですが、ハイハイをして弯曲をつくっていきます。腰椎の場合は骨盤の前傾、後傾などの動きで腰の前弯が減少したり、過前弯と言って過剰に前弯が強くなったりします。やはり、土台となっている部分でもあるためヒールを履いて胸を張るようにしていると腸や子宮にも影響を与えると言われています。

また、逆も然りで腰が丸まりすぎていると内臓を圧迫するようになります。

腰椎は前弯しており腰椎の全面にインナーマッスルの大腰筋があります。また、背中側には脊柱起立筋と言い身体を支える筋肉があります。このどちらかが弱っても姿勢不良にもなりますし、腰痛の原因にもなります。

腰椎の動きは、前に倒したり、後ろに反らしたりする動きがメインです。身体を捻じるような動きは得意ではありません。そのため、無理に捻じるような整体は気を付けないといけません。腰椎は骨盤、胸椎の動き、足と関係を保ちながら連動して動いていきます。

腰椎とアングル整体の関係

アングル整体で足を使って腰のゆがみを取る関連性は、次の４つです。

① 「足腰」と言われるだけあって、アングル整体では腰椎の調整には足を使って調整を行う。逆もまた大切で、足の調整をする時に腰の調整をして足を治すこともある。
② 足の神経が腰の関節から出ているため
③ 足は発生学的に横隔膜・骨盤・腰と関わるため
④ 痛みの関連性としても足と腰が関わるため

腰椎の神経圧迫

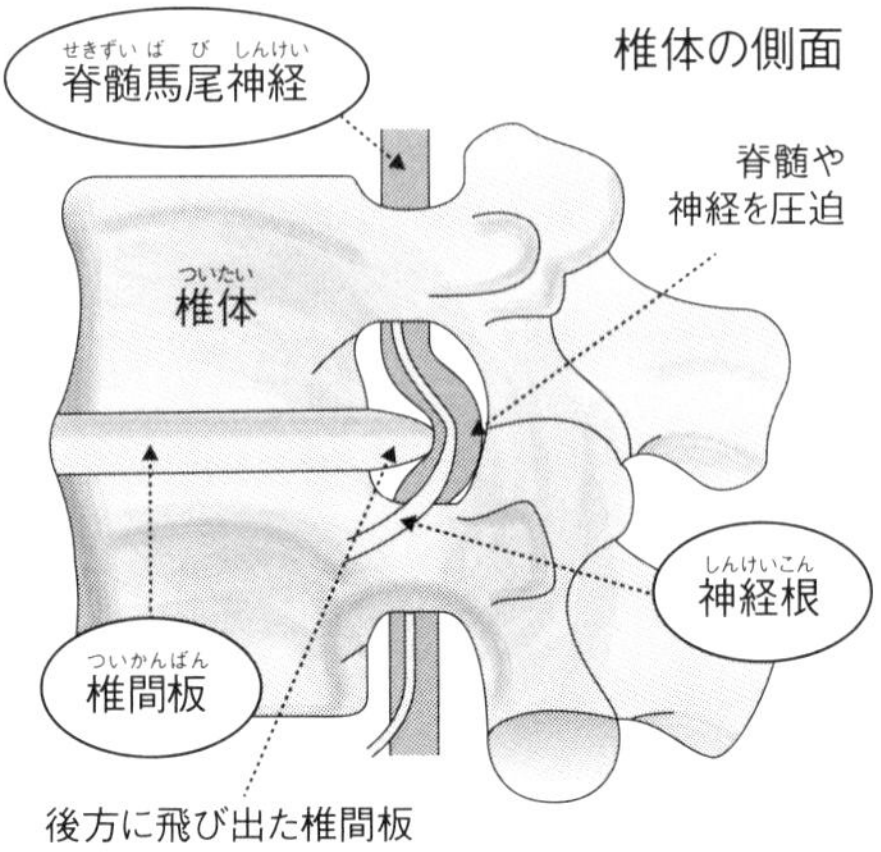

腰椎と棘突《きょくとっ》起《き》

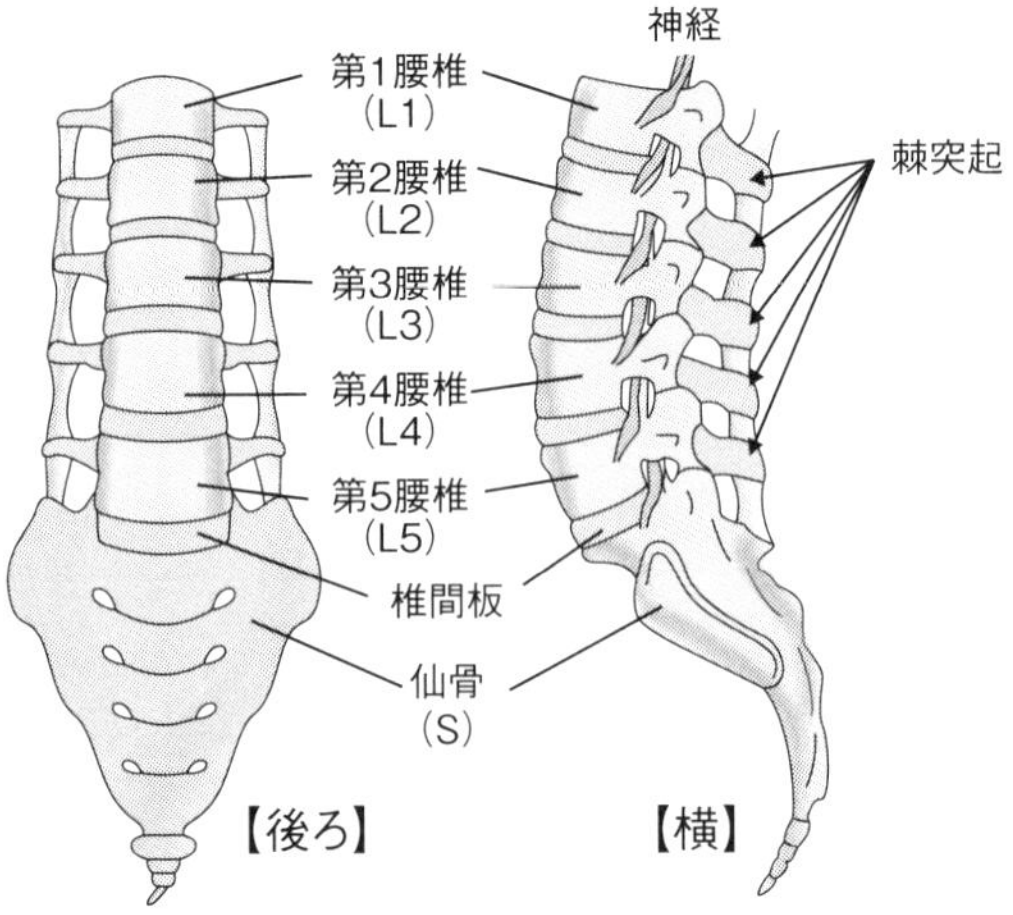

肩関節の動かし方

肩関節は股関節と一緒に使ってアングル整体を行います。

基本は、寝ながらやりますが、仕事の合間などに寝なくてもできるものもあります。それについては後程お伝えします。

肩の関節と股関節は球関節で、３６０度、ぐるぐる回るのが特徴です。

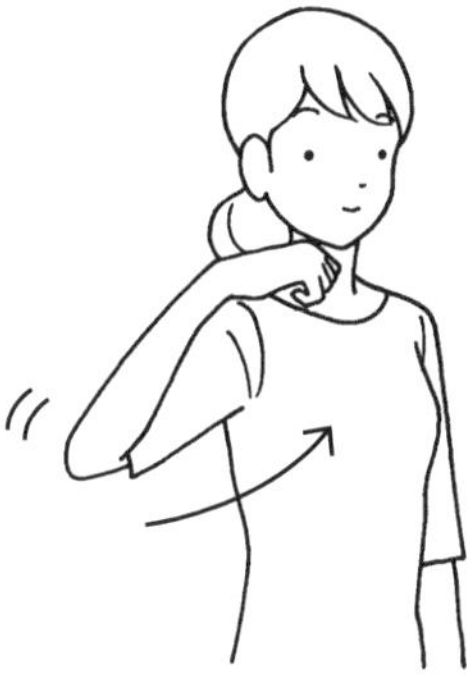

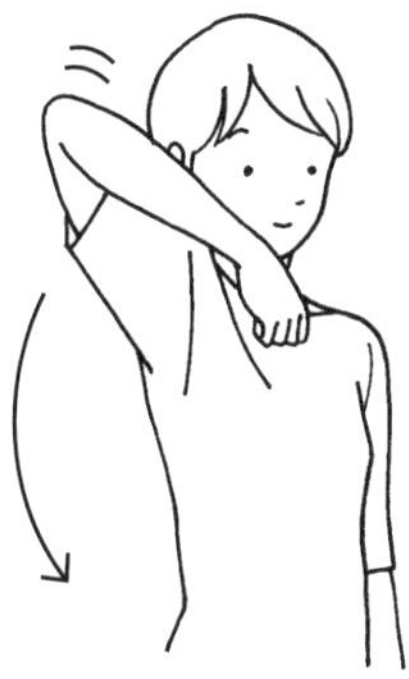

肩関節のアングルの取り方

仰向けに寝る、もしくは座位で、肩のアングルを取ります。

どこに効果を出したいかで多少角度が変わってきます。

アングルを取る場所は頸椎《けいつい》1番〜7番、胸椎《きょうつい》1番〜12番までありますが、そのうち、皆さんにわかりやすくて簡単にできそうなものを紹介します。

それぞれのアングルの効能は次のものです。

頸椎1番　後頭部痛　肩こり　内臓の活動
頸椎4番　顎関節症　肩こり　胸の張り感
頸椎7番　首が上を向きづらいなど　肩こり　甲状腺ホルモン・呼吸器系
胸椎12番　バンザイした時の肩の位置が胸椎12番目に効果をもたらします。

頸椎１番のアングル

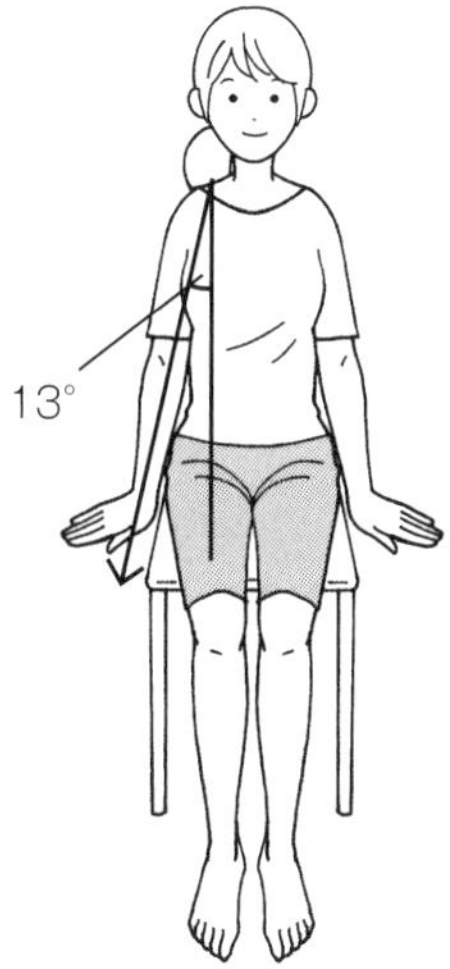

イラストは座ってやっていますが、寝ながらやっても大丈夫です。疲れを取るなら寝てやるほうが好ましい。
もし、首を操作したければ、腕を身体の真横に付けて床の方向に向かってグーッと伸ばし脱力します。そのまま深呼吸をすると効果的です。約13度（手首の幅分）ずつ上げていきます。

頸椎４番のアングル

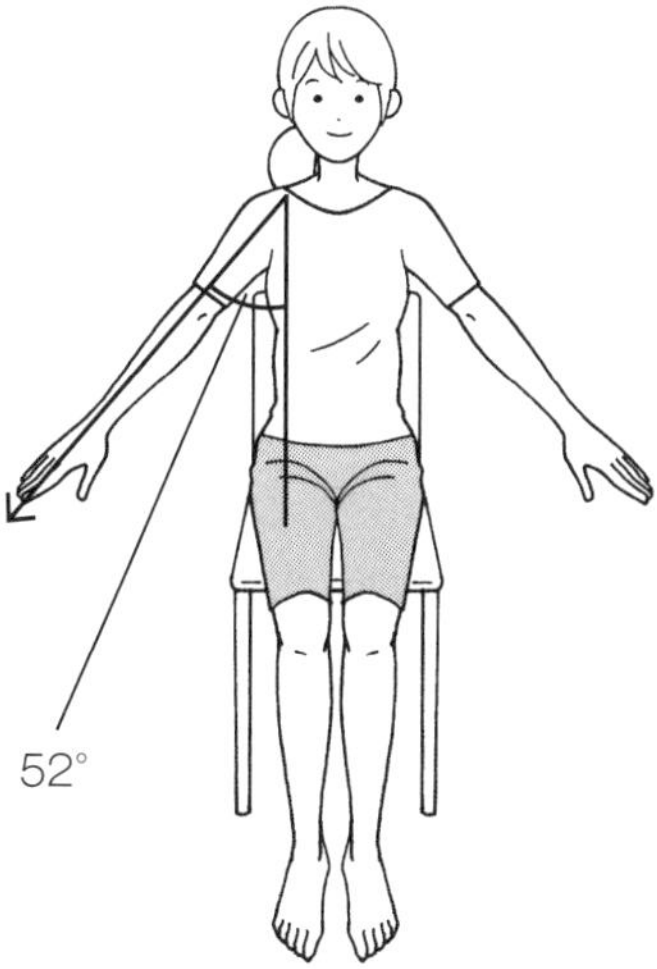

頸椎７番のアングル

①仰向けに寝て、腕を床から少し浮かせ横に伸ばします。
指先もすべて、外に伸ばすようにします。

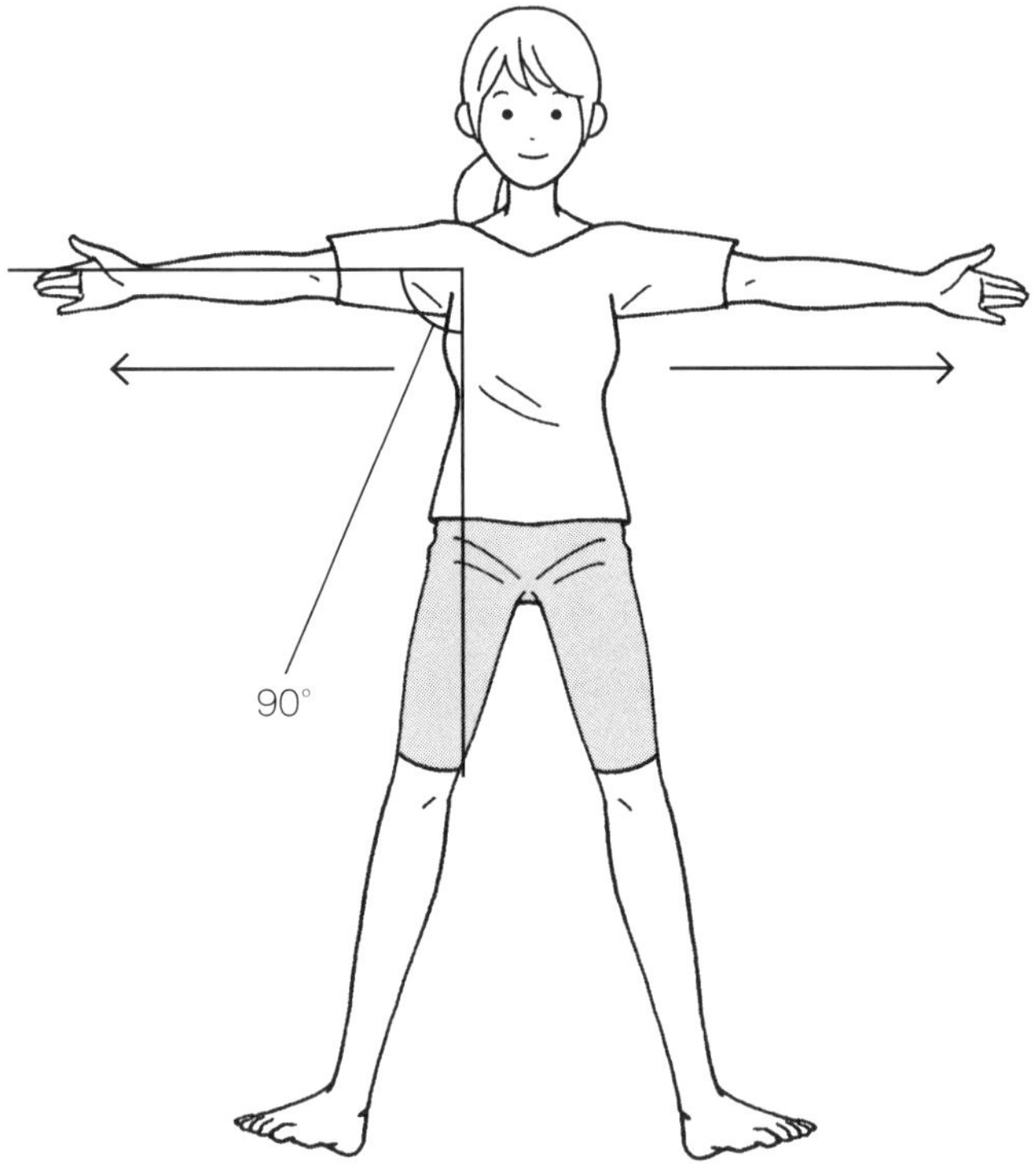

②ひじから床へストンと落とします。

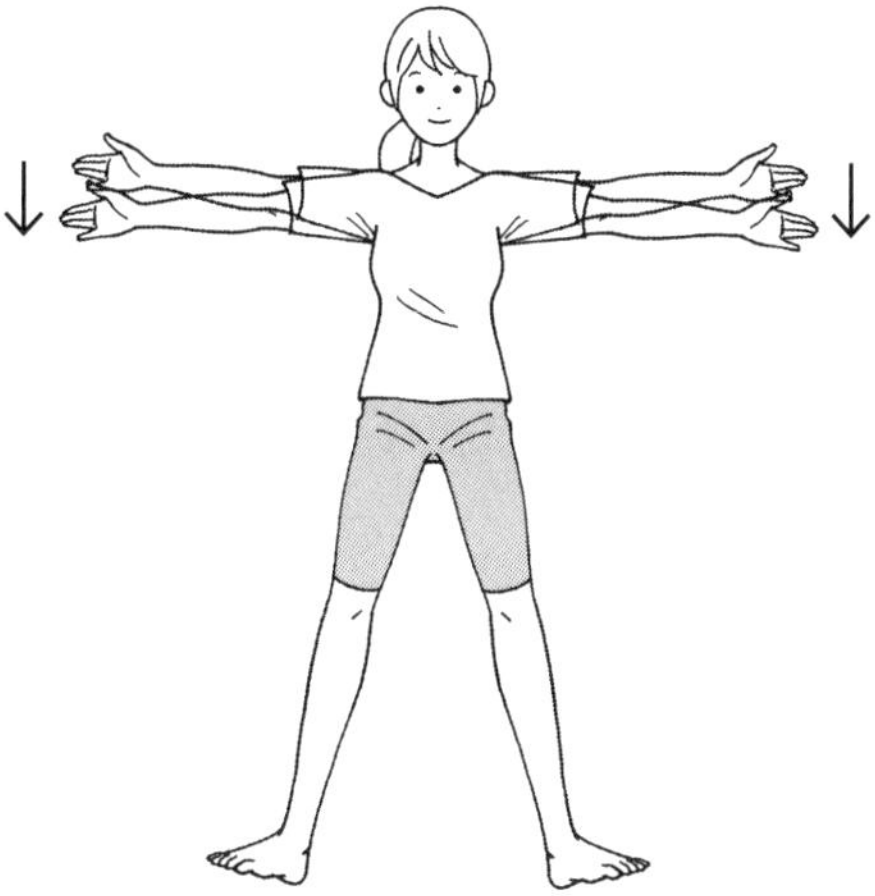

③床に手を落として、ゆっくり深呼吸を１分間。

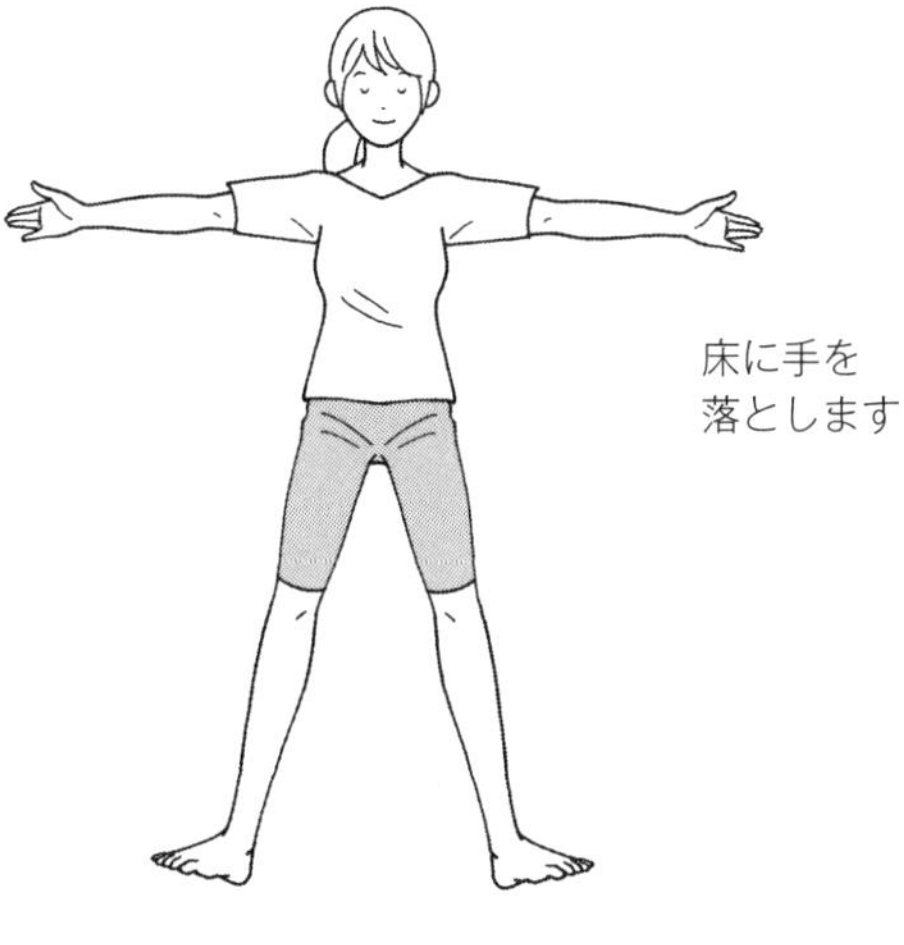

胸椎12番のアングル

足を開くことで骨盤仙腸関節が閉じていきます。

そのため、足は腰椎５番（呼吸器に効く）の角度に開きます。これは、胃下垂、肩こり、背中の痛みなどにも効果的です。
①手と足をグーッと伸ばし、最後まで伸び切ったら②恥骨をちょっと天井方向に上げ③ストンッと力を抜いて脱力します。
そのまま１～２分ほど、寝ておきます。元気な赤ちゃんは自然で伸びて寝ていませんか？　これは、正常な体を保つためにも成長段階での若返り・アンチエイジングに持って行ける操作でもあります。

子供の運動発達学にもとづいて仮説を立てています。

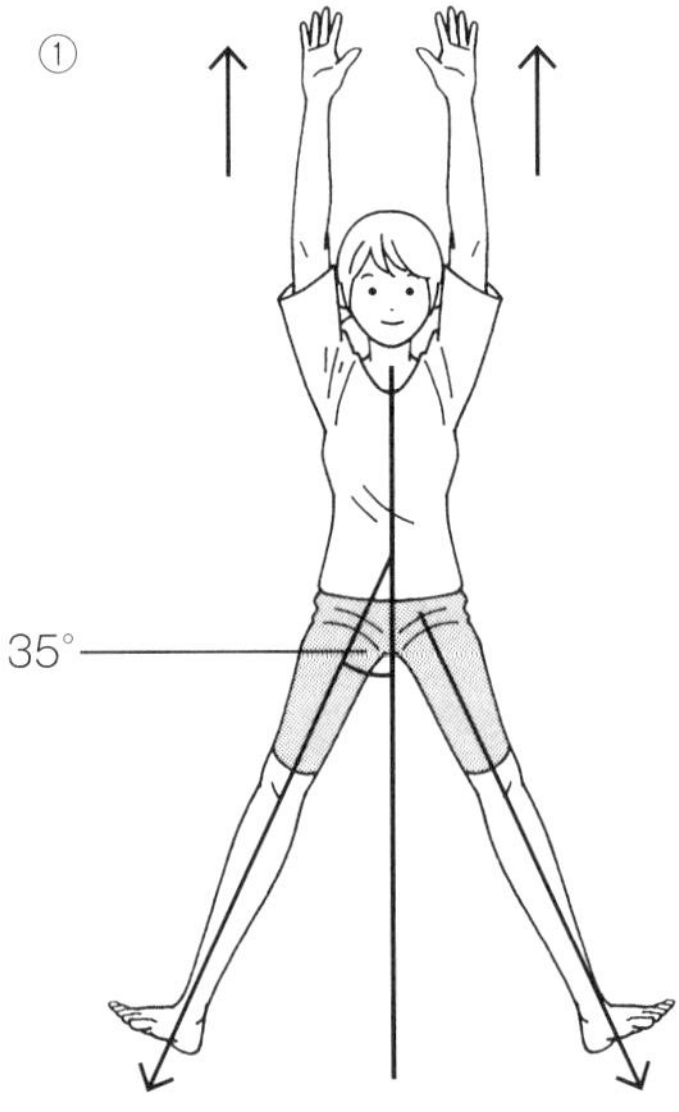

12番のアングルは、両手を挙上してバンザイ。
足は、約35度（腰椎５番の角度）。
足を開く事で骨盤仙腸関節を締めます。

②手と足を伸ばしながら

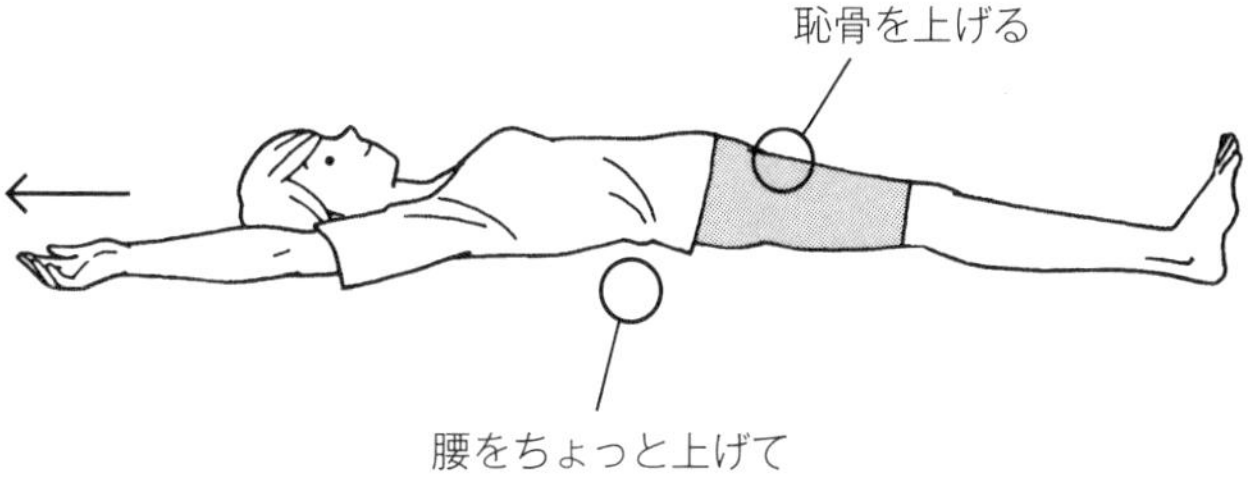

③ストンと力を抜いて、バンザイしたまま１～２分間寝ておく

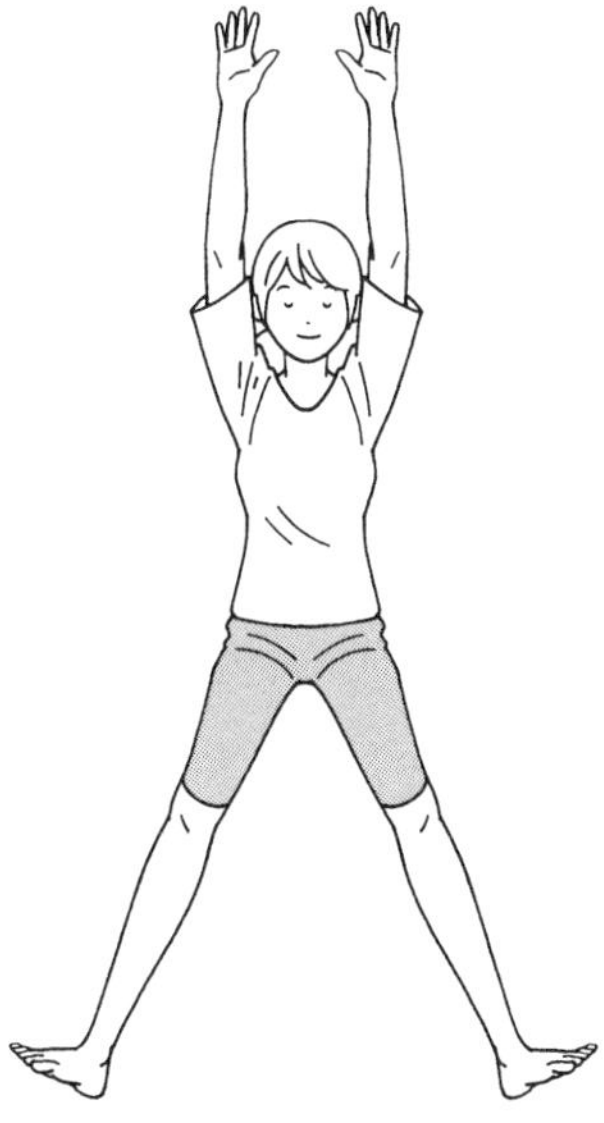

肩の筋肉はバンザイをするような姿勢をすると緩みやすくなり、胸椎11・12番の姿勢の中間点に作用しやすくなります。また、肋骨の引き上げ操作にも有効で、内臓・呼吸器系に作用します。

股関節の動かし方

股関節に問題があると、次のような症状になって現れます。

・寝ていて足が重くなり、上げることもつらくなる
・悪い側の足の裏が硬くなる
・悪い側の足が長くなる傾向がある（骨盤との関連もあるので短い側の事もある）
・お尻に力が入らず、ハリが無くなり、お尻が下がっている
・あぐらがかけない
・仰向けに寝た時、足が立ち過ぎて（つま先が上を向きすぎて）いる。寝ていても本来

は、60度くらいは開く必要がある

・脚の周囲の筋肉が張り、凝る・固まるといった感じを受ける

足が立ちすぎる（つま先が上を向きすぎている）と仙腸関節骨盤が開いているということになります。正常は約60度（左記の①）。左記の②の場合は、左の骨盤が閉じている可能性があります。③の場合は、左の骨盤が開いている可能性があります。

足裏で見る股関節の状態

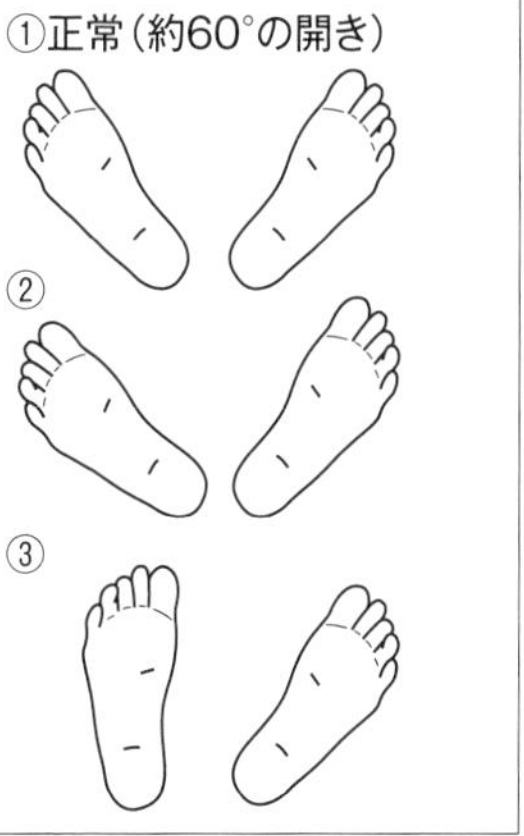

股関節も肩関節同様にぐるぐる回り、前後、左右側方（内転外転）、回旋、外旋内旋の動きがあります。

股関節は腰とつながっています。そのため、腰の動きが悪くなればなるほど股関節も動きが悪くなり、股関節の動きが悪くなると腰の動きも悪くなります。

また、股関節は立っている時に身体を支えているため、骨盤との間の隙間が狭くなると変形性股関節症などになりやすくなります（女性の場合はホルモンバランスも関係します）。するとと足を外に開きづらくなったり、足を曲げたり、あぐらをかくことなどができなくなってきます。

股関節はひざともつながっているため、ひざが悪くなると股関節に問題が起こることもあります。

そのため、歩行の動作がぎこちなくなります（足を前に出す際に、骨盤、腰、股関節などがうまく連動せず、ぎこちない動きになります）。

左の股関節が悪くなると交感神経の働きが悪くなり、呼吸器系に影響が現れます。そして、腰椎5番、頸椎4番に問題が起こりやすくなります。

右の股関節は頭、胸郭、鼻の形、肝臓系、右の内臓に関わることもあります。

股関節のアングルの取り方

まずは、股関節の開きと腰が連動します。

また、股関節と肩関節はつくりが同じという話をしました。胸の肩甲骨から肩が出ているように、骨盤から股関節が出ています。下半身の股関節が捻じれてしまうと肋骨に捻じれが生じてきます。それくらい股関節は上半身の捻じれに関係してきます。

股関節は、外に開いて動きにくいところで止めることが大切です。

もしくは、足の内くるぶし、外くるぶしの幅を計ります。**くるぶしひとつ分ずつ**（7度ずつ）外に出していきます。

腰椎１番…呼吸器　腰椎２番…消化器・肝臓　腰椎３番…泌尿器・心臓・小腸

腰椎４番…生殖器　腰椎５番…呼吸器・腎

これらのアングルをとることで、それぞれの臓器に関わるところが調整できます。

腰椎1番は、呼吸器に関わります。腰椎1番は呼吸の中枢でもあり、横隔膜と骨盤の関わりがあります。前かがみになりづらい腰痛に効果的です。

腰椎2番は、消化器・肝臓に関わります。肝臓の解毒に関わりますし、また排尿の問題がある場合は、まずこの2番目のアングルで調整をしていきます。

腰椎3番は、泌尿器・心臓・小腸に効果的があり、腰が捻じり辛い症状が起きている時に効果的です。

腰椎4番は、生殖器に関わります。副腎系ホルモン、性ホルモン系に関わり、月経痛、排尿、腰痛、月経前症候群などに効果的です。

腰椎5番は、呼吸器・腎臓に関わります。呼吸器は、吸って吐く排泄に関わります。また、腰筋膜と腎筋膜がつながるため、腎臓の働きは「ろ過」して排泄に関わります。排泄系の腎臓に問題を起こすと生殖器に問題を起こし、そこから肺の呼吸器系に問題を起こしたります。

次に紹介する4の字アングル（p88・89）は、骨盤の調整を行い、体の捻じれを取りたい時、インナーマッスルを緩めたい時に効果的です。

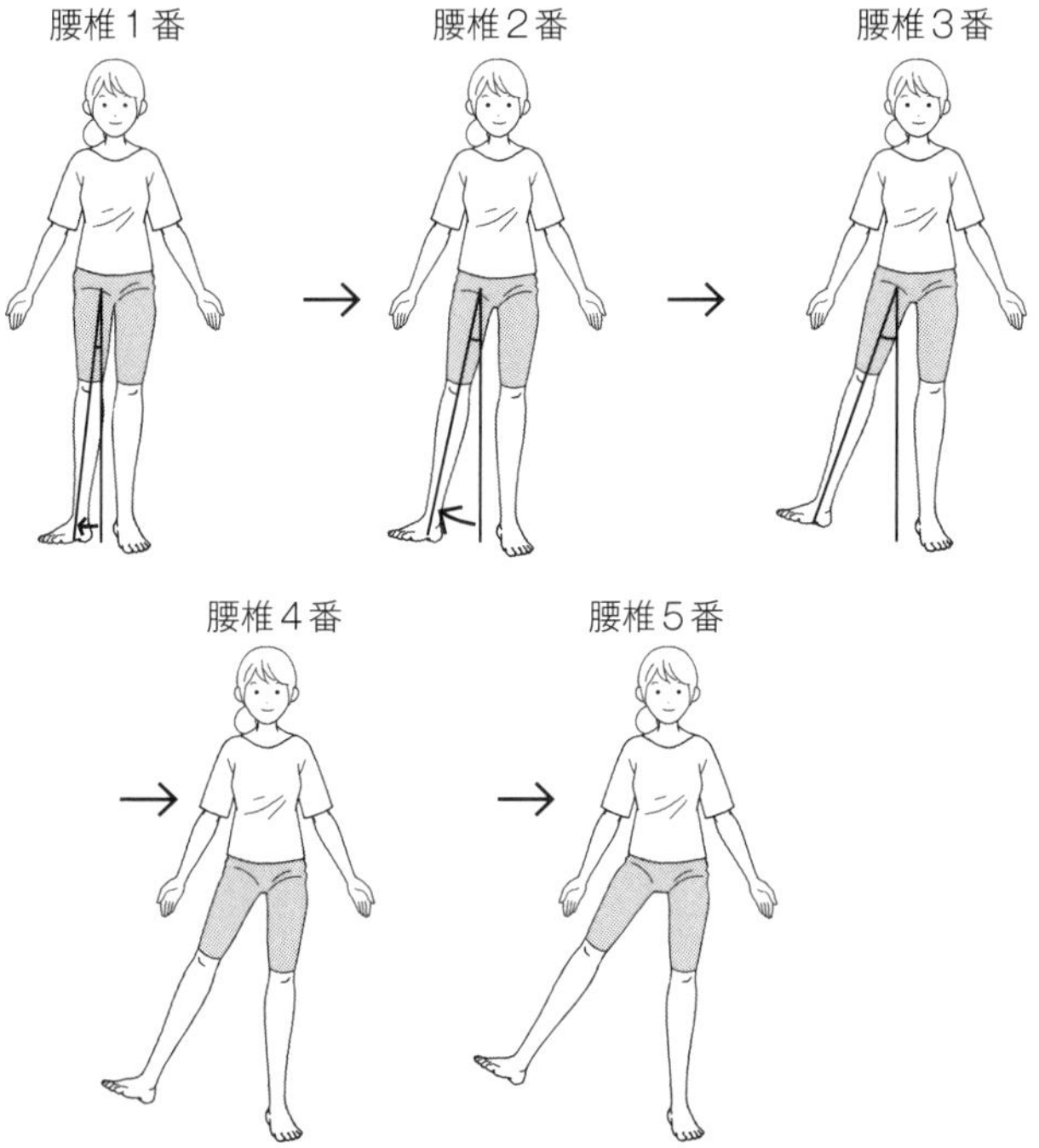
腰椎１番
腰椎２番
腰椎３番
腰椎４番
腰椎５番

４の字アングル

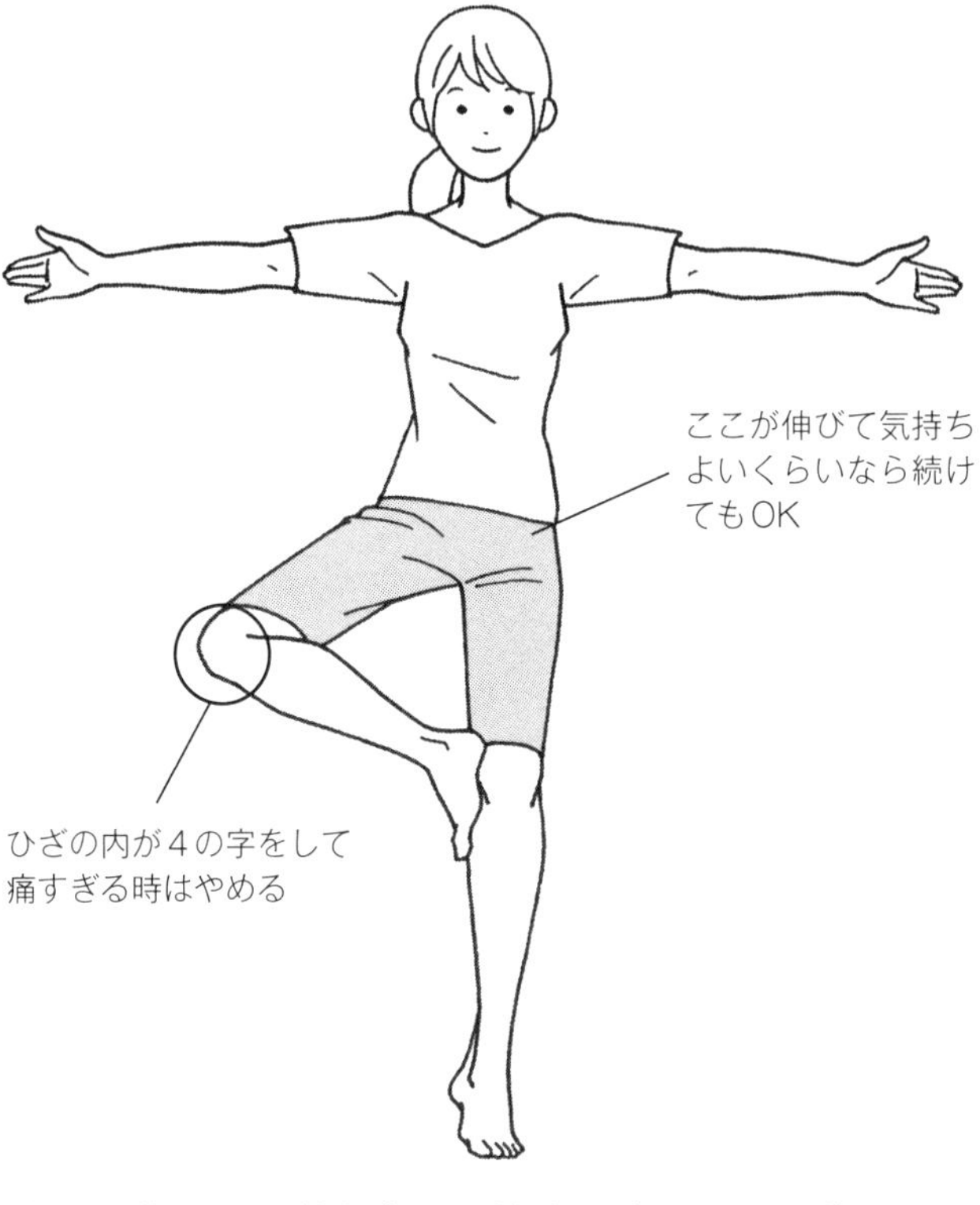
ここが伸びて気持ち
よいくらいなら続け
てもOK
ひざの内が４の字をして
痛すぎる時はやめる

①手と足を伸ばして足首をグーッと伸ばして床へストンと落とし深呼吸５回。
②その後、４の字側の足と伸ばしている手を同時に床から上げて、ストンと落とす。
できなければ足のみでもOK。落としたら深呼吸を１～３分。

頸椎７番と４の字アングル

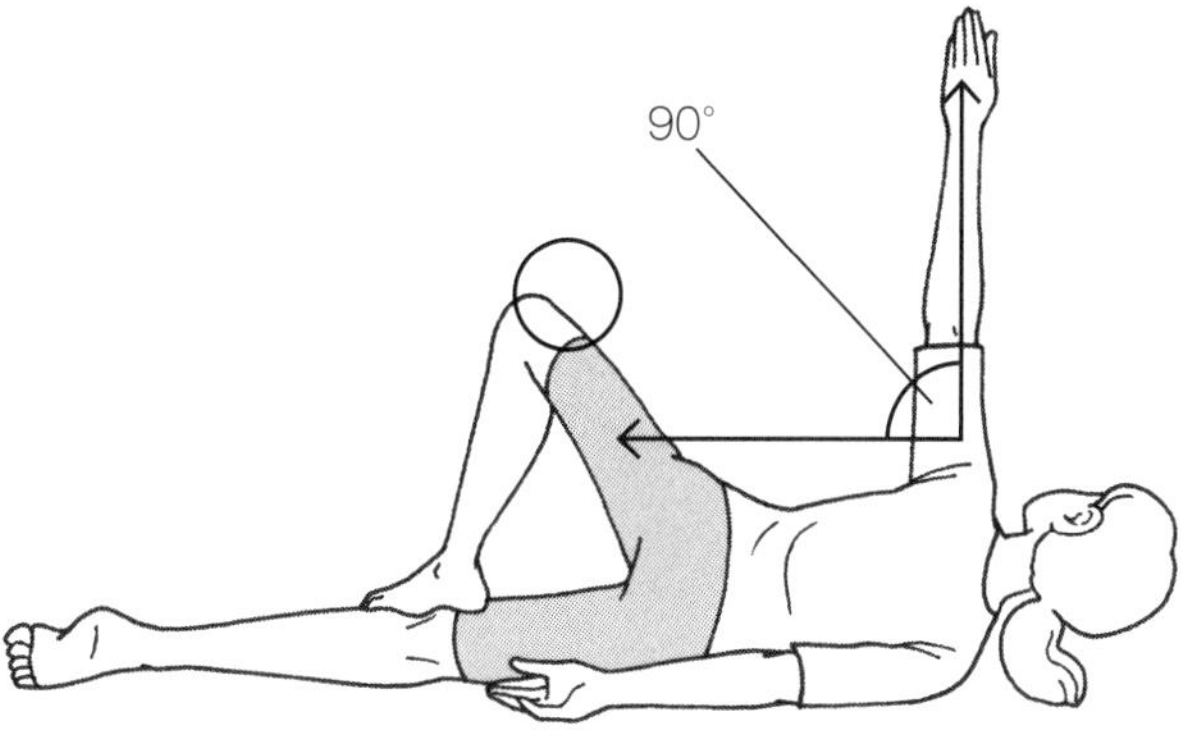

うつぶせでやる時に頸椎７番と４の字アングルを合わせた形になります。痛みがあまりなく、ゆがみをとるためなら、動きが悪い方を行います。うつぶせであれば、伸ばしている足を、グーッと伸ばしながら上げて床へストンと落とす。深呼吸５回。
その後、４の字にして足を床から少し上げてストンと落とす。

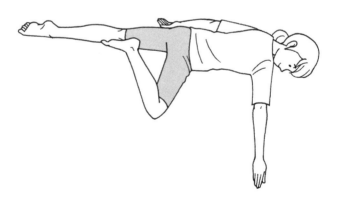

内股のアングル整体

足を4の字に開けない方・開くと痛い方におすすめです。もし、右足が4の字にできない方は、左足を内股アングルにしてください。

左足が4の字にできない方は右足を内股アングルにしてください。

内股にして、足首をちょっと浮かせてストンと落とします。

その後、深呼吸を5～10回行います。

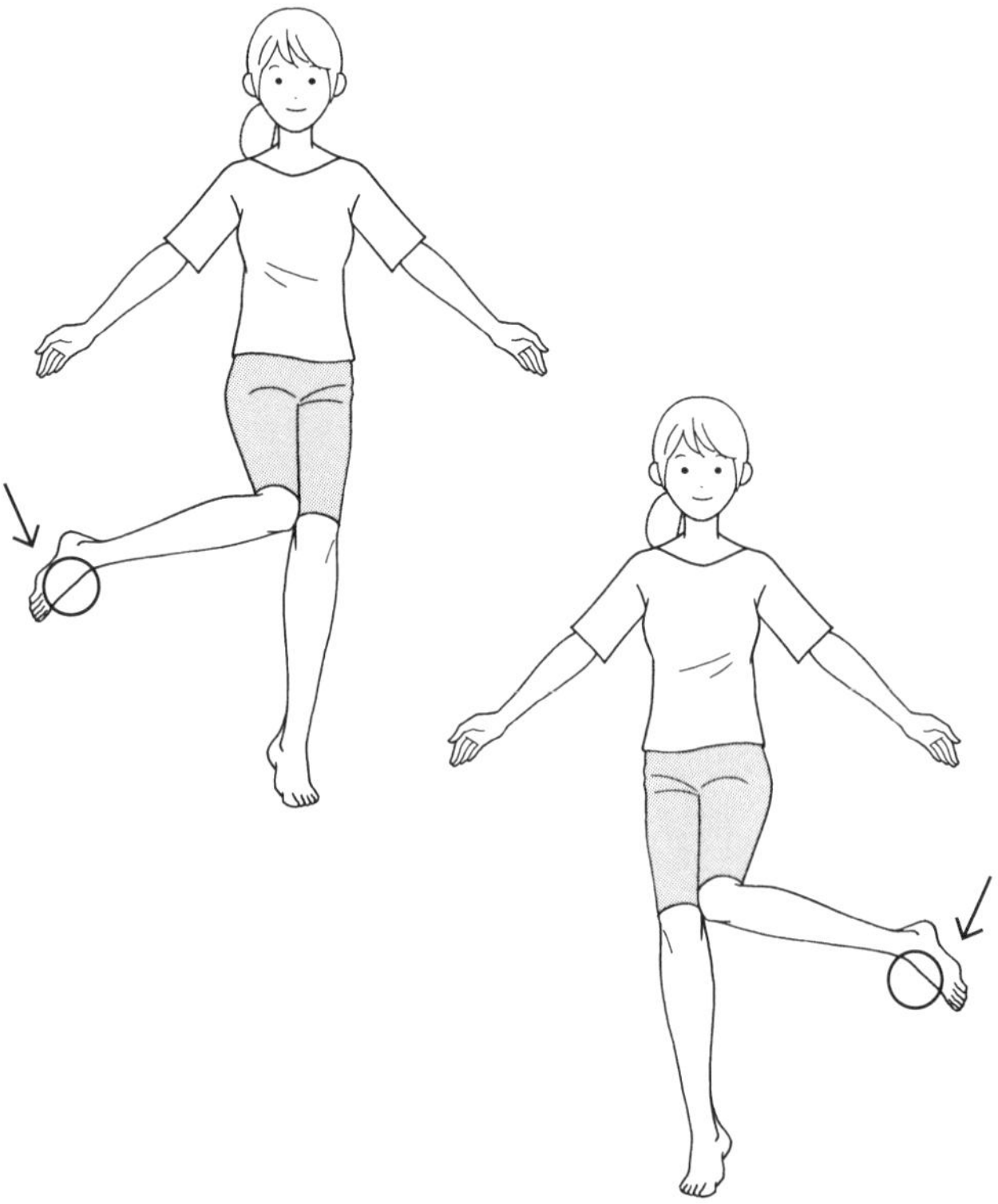

コラム

胸張り姿勢が肩を凝《こ》らせる

姿勢と言うと、皆さんはピーンと胸を張るようにするのが良いと思っているのではないでしょうか？

実は、これは要注意です。なぜならば、胸を張り過ぎると胸椎という背骨が陥没《かんぼつ》気味になるからです。胸椎は本来、後ろに出ていて丸みをおびている形状の背骨です。それがまっすぐになり過ぎると様々な呼吸器障害や内臓障害が出やすくなると言われています。

また、子供の時期に無理やり胸を張り過ぎると、成長時期の弯曲をなくしてしまい、原因不明の体調不良を起こします。

だからといって、猫背になれと言っているのではありません。

仏像を見るとわかりますが、自然体でゆったりと丸みを帯びて座っています。

胸を張り過ぎるよりも、胸を張らない方がバストアップにつながります。姿勢を良くしようとピーンとしすぎれば、筋肉疲労も強くなります。つまり、自然体の方が良いわけです。

肩の障害は、股関節の動きの悪さが原因？

人間の身体にはつくりが同じところがあります。これを相関関係といいます。肩関節は、ぐるぐる回りますが、同じように股関節もぐるぐ回ります。また、手・足の指の本数は同じです。首と腰には肋骨がありません。このようにつくりが同じところは同じような障害を起こしやすかったりします。たとえば、腰椎のヘルニアになった人が、その後、整体などを受けずにいると次は頸椎ヘルニアになったりします。

また、股関節の動きが悪くなって五十肩が起こる事もあります。肩関節は球関節、股関節も球関節だからです。だから、もしかすると肩の障害は、股関節の動きの悪さが原因かもしれませんね。

姿勢は、関節以外に歯も関わる

人の身体で、歯は非常に重要です。歯は生後6ヵ月、7ヵ月で生えてきて、立って歩くようになると、それが身体の支点・固定点として働きます。歯は、姿勢のセンサーとなります。身体の垂直軸を保つセンサーが背骨の神経となります。そこに椎間板も関わり、姿勢を垂直に保てるようになります。

歯がなくなると、そのバランスが取れなくなり、ご老人のように前かがみになりやすくなります。入れ歯があればまだ大丈夫ですが、なければ噛み合わせは変わり、首は前へ突出し丸くなります。丸くなるのは実は呼吸をしやすくするためでもあります。

免疫力は、横隔膜にある！

免疫力は、どこにあるか？

それは、神経でもあり、腸でもあり、血管であるかもしれません。

別の言い方をすると、免疫力とは身体が全体としてバランスのとれた状態であると言えます。バランスが取れていないと体調を崩したり、ご飯を食べてもおいしくなかったり、常にだるさがあるなどの症状が出ます。

身体のバランスをとることは「身体の細胞を動かし、健康にする」とも言えると思います。人体をつくる60兆個の細胞は常に動き続け、外からの刺激に反応します。

身体のバランスをとり、免疫力をアップするには、「横隔膜」が大事になります。

それは、横隔膜に接する心臓、肺、肝臓、腎臓、大網（おなかの脂肪がつくところ）が関わるからです。

これらは、排液（毒素を排出する機能）や代謝に関わる非常に重要な組織ですが、横隔膜の動きが悪いことで全て動きが悪くなると言っても過言ではありません。

横隔膜を鍛える方法は、すごく簡単です。お腹が膨らむくらい思いっきり息を吸い込みます。そしてゆっくり、唇をすぼめて、ふーっとロウソクの火を消すように息を吐いていきます。

これを3セットから5セット、やってみましょう。

第4章　1日3分間の関節アングル整体で9割治る！

ちょっと言い過ぎかもしれませんが、1日3分間の関節アングル整体を続ければ、1ヶ月で症状の9割は改善すると思っています。なぜなら、もともと人間には「自然治癒力」があるからです。

1日3分間の関節アングル整体をはじめてみよう！

今までどんな治療を受けても改善しない、という方も多いと思います。そうした方に、私は「ご自身の生活習慣を見直してください」とお伝えしています。

要するに、食事、睡眠に気を配り、不摂生《ふせっせい》を正す、ということ。具体的には、バランスのとれた食事をし、十分に睡眠をとって、規則正しい生活をする、ということです。

歯医者さんで虫歯を治したものの、数ヶ月後にまた虫歯になったとして、こんなふうに怒る人がいるでしょうか？「先生、また虫歯になった。どうしてくれるんだ！」と。こんなことを言う人はいませんね。なぜなら、自分自身が歯磨きやメンテナンスを怠った結果、再び虫歯になったことを自覚しているからです。

食べ過ぎれば、内臓の状態を悪くさせ、太り、病気をまねきます。不要なものを摂れば、それを体外に排出しようとして下痢をします。睡眠不足が続けば集中力が低下し、自律神経も乱れます。不摂生は生活のリズムを壊し、体調不良を引き起こします。

腰痛、肩こりも一緒です。日々の生活習慣がもとで起こることは非常に多いのです。私は、これこそ生活習慣病だと思っています。ヘルニア、ぎっくり腰も、痛みはいきなり襲ってきますが、その大元はというと、日々のメンテナンスに問題があるのです。

生活習慣が原因の1割です。では、残りの9割をどうするか？　それを解消するのがアングル整体です。

理想は、1日3回、朝昼晩とやってほしいのですが、まずは1日の疲れを取る時間帯である夜だけでも続けてください。睡眠の前に身体のリセットをするつもりでやってみるのです。それを1ヶ月続ければ、どんどん若返っていき、免疫力も向上していきます。

さまざまな症例別・関節アングル整体

セルフ関節アングル整体は、1日3回が理想ですが、それが厳しいのであれば、1日2回、もしくは1回でも構いませんので、まずはやってみてほしいのです。

デスクワーク中でもいいですし、電車の待ち時間でもいいですし、寝る前でもかまいません。ちょっとした時間をつくってみてください（それもきつい、という声が聞こえてきそうですが）。

「今日はこれだけ一生懸命頑張ったのだから、身体をいたわってあげよう」。そんな感謝の気持ちで、1日3分、できたら5分、10分と身体をいたわってあげてください。世界にひとつしかない身体ですから。

セルフ関節アングル整体のやり方を説明する前に、注意事項を記載しておきます。次のような症状がある方は、セルフ関節アングル整体を行うことは避けてください。

・骨粗鬆症《こつそしょうしょう》
・骨折、打撲、脱臼《だっきゅう》、細菌感染などがある
・むち打ちや事故・けがをした直後
・重度の骨性・循環器系などの問題がある
・腫瘍《しゅよう》などがある

関節アングル整体でゆがみが取れると血液、リンパなどの流れも改善していきます。セルフでやった後は、３分程度、深呼吸をして休みましょう。深呼吸をすることで新鮮な酸素が取り込まれ、血液循環も良くなるからです。

さて、それでは、症状別にセルフ関節アングル整体を始めてみましょう！

肩こり・首の痛み・頭痛

肩こりになると「頭痛がする」という方は多いのではないでしょうか？

なぜでしょうか？

実は、顔のおでこまで肩の筋肉の連結部位が存在するからです。

私の母親は頭にネットをかぶって寝ていましたが、あれと同じような帽状《ぼうじょう》腱膜《けんまく》という膜が肩の筋肉（僧帽筋《ぞうぼうきん》）とつながっているのです（P101のイラスト参照）。そのため、肩こりなどを起こすと帽状腱膜が緊張します。特に肩の神経は脳神経の一部ですから頭痛との関連も深いでしょう。ちょうど、後頭部と頸椎1番から肩の神経は出ますので、首のゆがみなどがあれば直接肩とも関わります。


現代人はデスクワークが多いため、後頭部の緊張は強くなります。また、座りっぱなしだと仙骨の筋肉が緊張します。これは、坐骨神経痛とも関わる所ですが、肩に関わる筋肉ともつながっているため骨盤の調整も同時に行います。

近年、スマートフォンの普及により下を向いて指先を使い続ける人が増えました。そのため、指の腱鞘炎《けんしょうえん》、首こり、肩こり、頭痛で悩む人が増えてきているのではないでしょうか？

首を回す際には頸椎１番・２番をよく使います。また前かがみ、後ろに反らす、横に首を倒すなどは頸椎４番・５番・６番をよく使います。

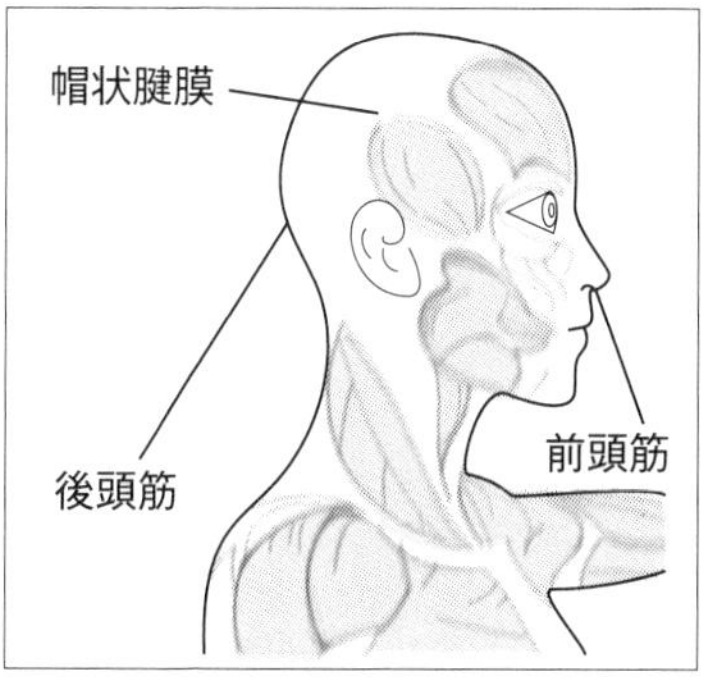

そのため、パソコンやスマートフォンで下を向いてばかりいると、確実に４番・５番・６番は悪くなってきます。首のカーブは前弯しているため、下を向く事で余計に後ろにいきがちになり、関節がずれやすくなります。ここには靭帯《じんたい》もありますので、それが後頭部を引っ張り、頭まで引っ張るので、なおさら肩こりや頭痛は出やすくなります。

スマートフォンの弊害は、肩に関わる神経がある頸椎１

番・2番から出ます。

また、頸椎4番・5番・6番から出る神経は肩甲骨周囲の筋肉に関わります。そして、呼吸器に弊害が出ます。身体を丸くしすぎたり、首を下に向けすぎることで頸神経・呼吸器の神経に問題を起こし、肋骨に付着する横隔膜《おうかくまく》が硬くなります。そのため、呼吸が浅くなりやすくなり、筋肉もさらにこりやすくなるのです。

アングル整体的には「手首」「首」「腰首」「足首」と名前に「首」がついている部分は共に影響を受けると考えています。また、これは筋肉的にもつながりますし、神経的にもつながります。そのため、「手」が悪くなると、「首」に症状として現れやすくなります。その逆もしかりで「首」が悪くなると「手」に症状として現れやすくなります。

当院に来られたOLさんで、毎日スマートフォンでゲームをして首や肩が凝《こ》っている方がいました。自分ではたいしたことないと思われていましたが、よく見ていくと、スマートフォンの使い過ぎで、しかも使い方にクセがあるのでしょう。親指をよく使われていました。

そこで、まず親指のアングル整体をやり、その後、首や肩のアングル整体を継続してもらったらすっかり治りました。

このように、日頃のケアが重要になりますが、指や手首のアングル整体も取り入れてみてください。

指のアングル整体をやる理由

指は、身体の中でも使わないと生活ができないというくらい大切な場所です。

指は、物を摘《つ》まむ、握る、裁縫《さいほう》で使う、パソコンを打つ、スマートフォン、ペンを持つなど様々な緻《ち》密《みつ》な動作を行い一番使うところです。

また、発生学的に指は首から伸びてできあがってきます。したがって、腕や指の疲労は、首まで上がっていきます。また、首の疲労や脊柱《せきちゅう》管狭窄《かんきょうさく》などから来るしびれ症状は、手に出ます。

このように、身体はお互いに相関しています。

そのために、セルフで行うアングル整体では、指の曲げ伸ばしや手首のアングルも大切になってきます。

アングル整体では手の平が仙骨にあたると考えています。つまり、手全体のバランスは骨盤に関わるということです。

指のアングル整体のやり方は、P118をご参照ください。

人間の成り立ちを考えても、身体のつくりを考えても、アングル整体を行う際には、指も一緒にやった方が効果は高くなります。ぜひ、一緒に試してみてください。

肩こり、首の痛み、頭痛に効くアングルをいくつか紹介します。

座位でのアングル（P105）、胸椎6番のアングル（P106）、身体の捻《ね》じれ解消アングル（P107）です。

座位でのアングル

肩こりや背中の違和感解消

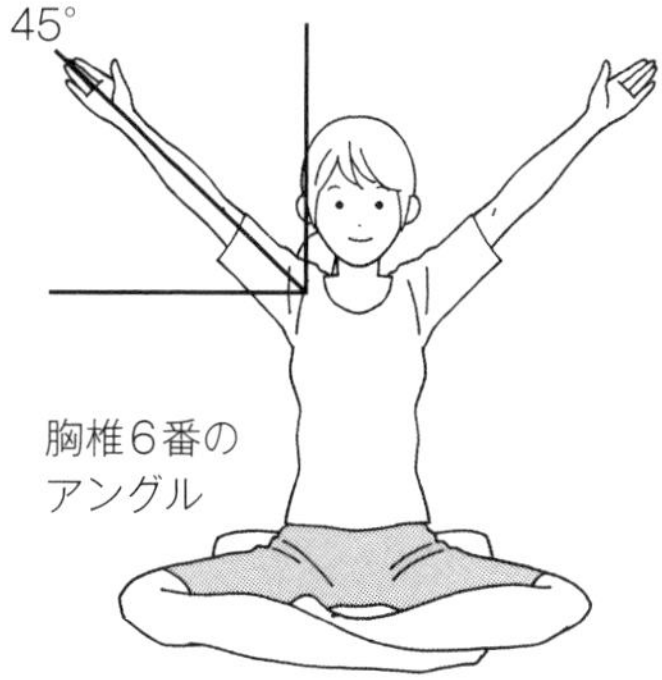

股関節は、お尻に座布団を入れてやると腰が入りやすいです。

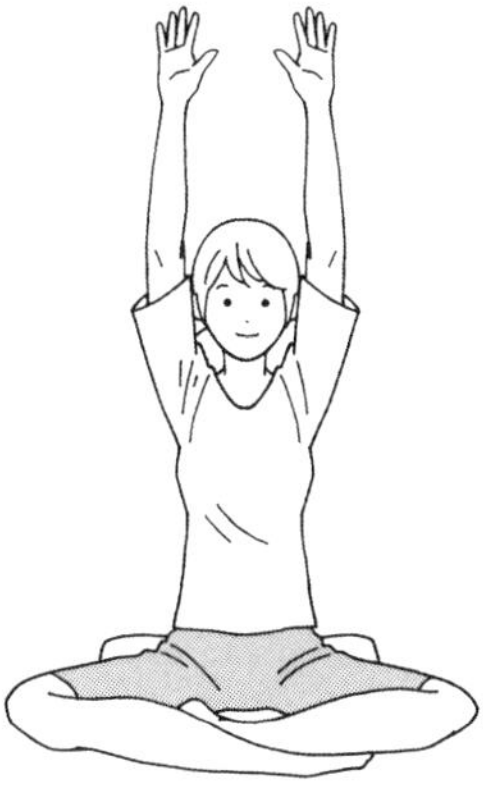

胸椎12番のアングル（座位）

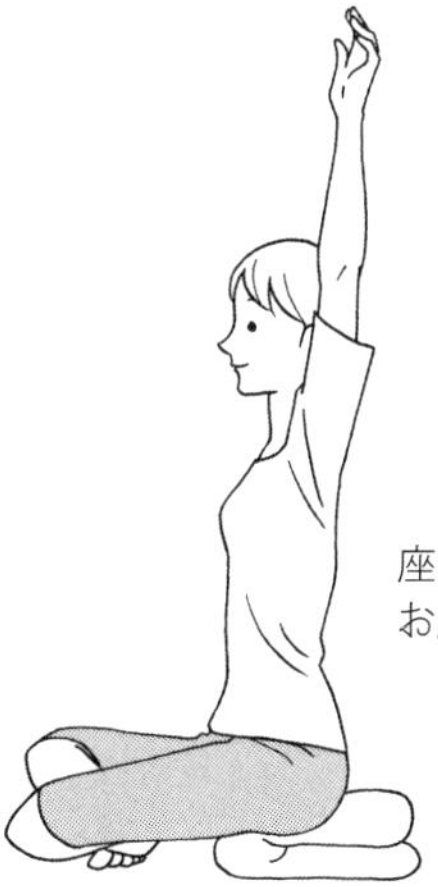

座禅をしている時のように、
お尻のみ座布団をする

胸椎6番のアングル

腕が上がらない人は、痛くないところまでにしてください。

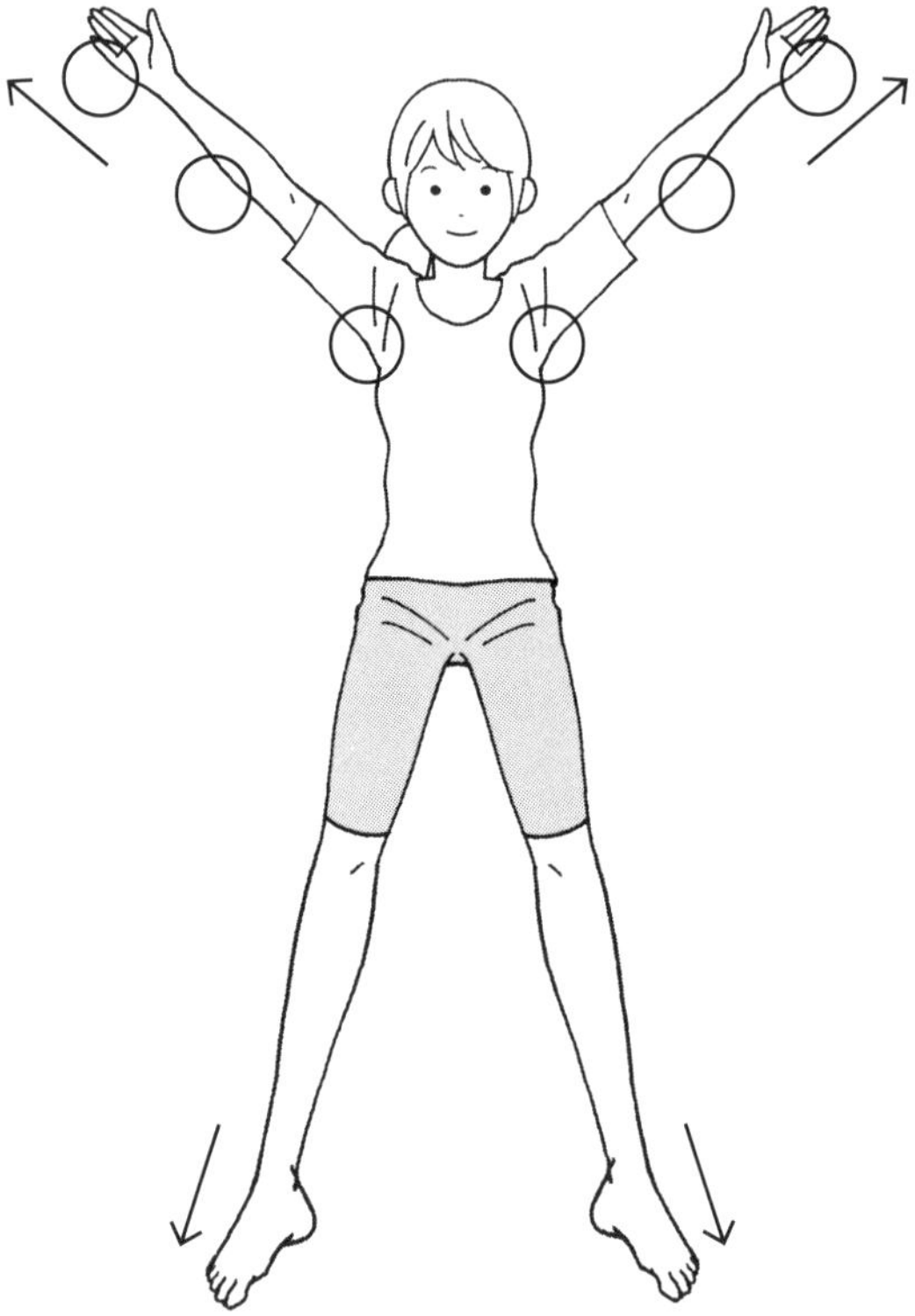

わき・ひじ・指・ふくらはぎを伸ばしていくように意識してください。「グーッ」と5秒伸ばして、ストンと力を抜いて、深呼吸を5回、ゆっくりします。

身体の捻じれ 解消アングル

捻じりの動作で、肩を上げるための筋肉を緩《ゆる》めるアングルです。これは身体の捻じれ解消にも有効です。手でひじをグーッと引いて首や背中を気持ちよく伸ばす。３回程度してから深呼吸を１分間。

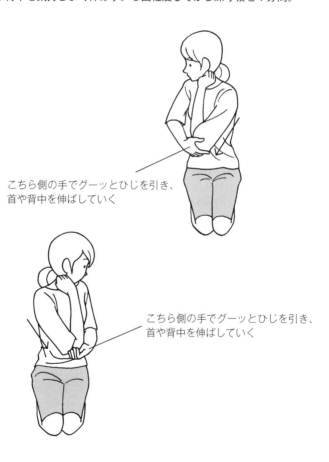

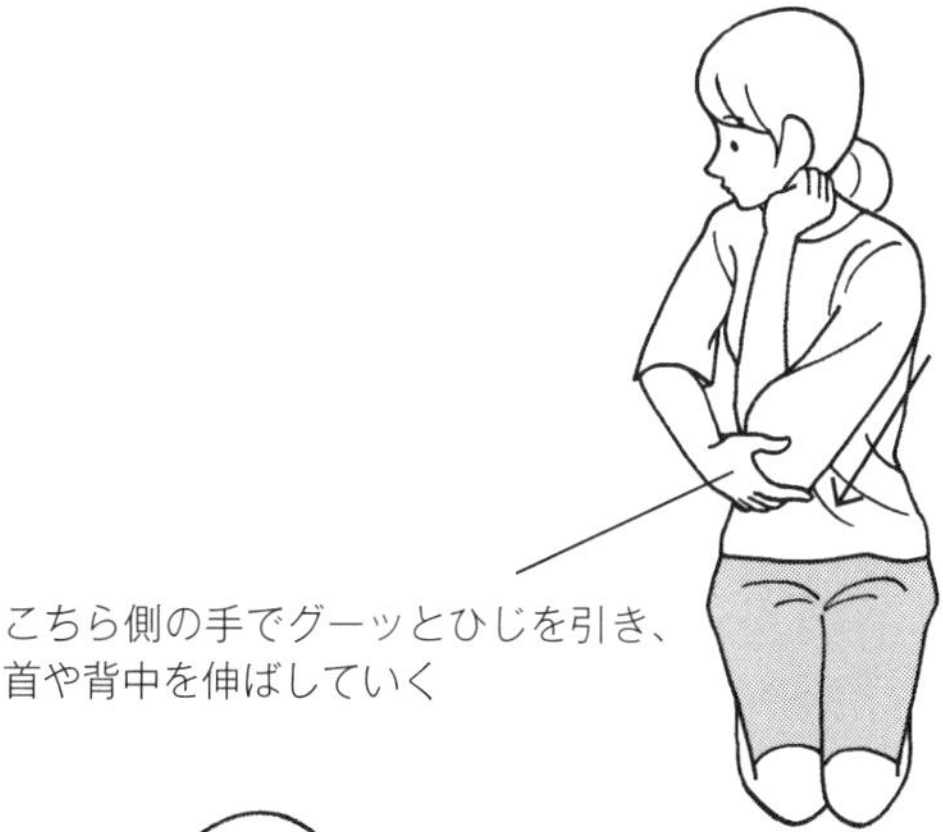

こちら側の手でグーッとひじを引き、
首や背中を伸ばしていく

こちら側の手でグーッとひじを引き、
首や背中を伸ばしていく

足の痛み・しびれ

足の痛み・しびれなどの理由はさまざまです。立ちっぱなし、歩き過ぎ、使い過ぎでも起きますし、腰のゆがみによって起こるケースもあります（足の神経は腰から出ているからです）。痛みやしびれなどが指だけに出ると、それはほぼ背骨に起因しています。ヘルニアや脊柱管狭窄などの場合、症状は足先・指先に出ることが多いのです。

足の痛み・しびれに効くアングル整体は、P109のものです。

脊柱管狭窄症などでしびれが起きている場合は、関節の隙間を広げてやるようなイメージでやる、バンザイアングル整体（P110）がおすすめです。

脊柱管狭窄の延長線上で椎間板ヘルニアになるケースもあります。そうなると、足をいくら揉《も》んだところで一時しのぎにしかなりません。まずは、関節やそれに関わる筋肉の問題を解消することが先決です。

足の痛み・しびれに効くアングル整体

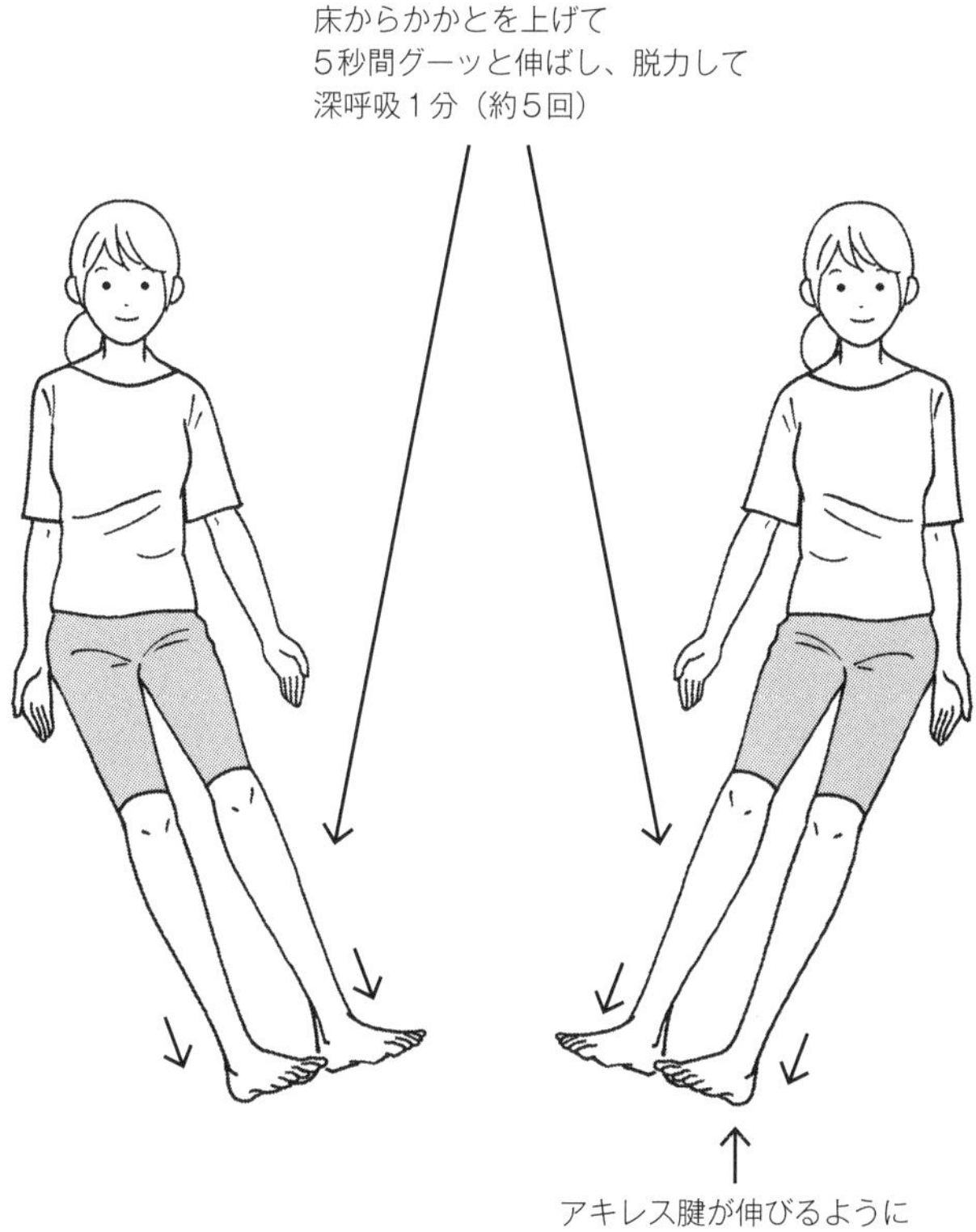

バンザイアングル整体

足のアングルもつけて、かかとをつきだして、床から約5センチ上げて伸ばしてストンと落とす

胸椎12番のバンザイアングル
足は肩幅に開く
胸椎12番と腰椎1番を広げる角度

胸椎12番と骨盤を締めるアングル
足は腰椎5（35度）に開く

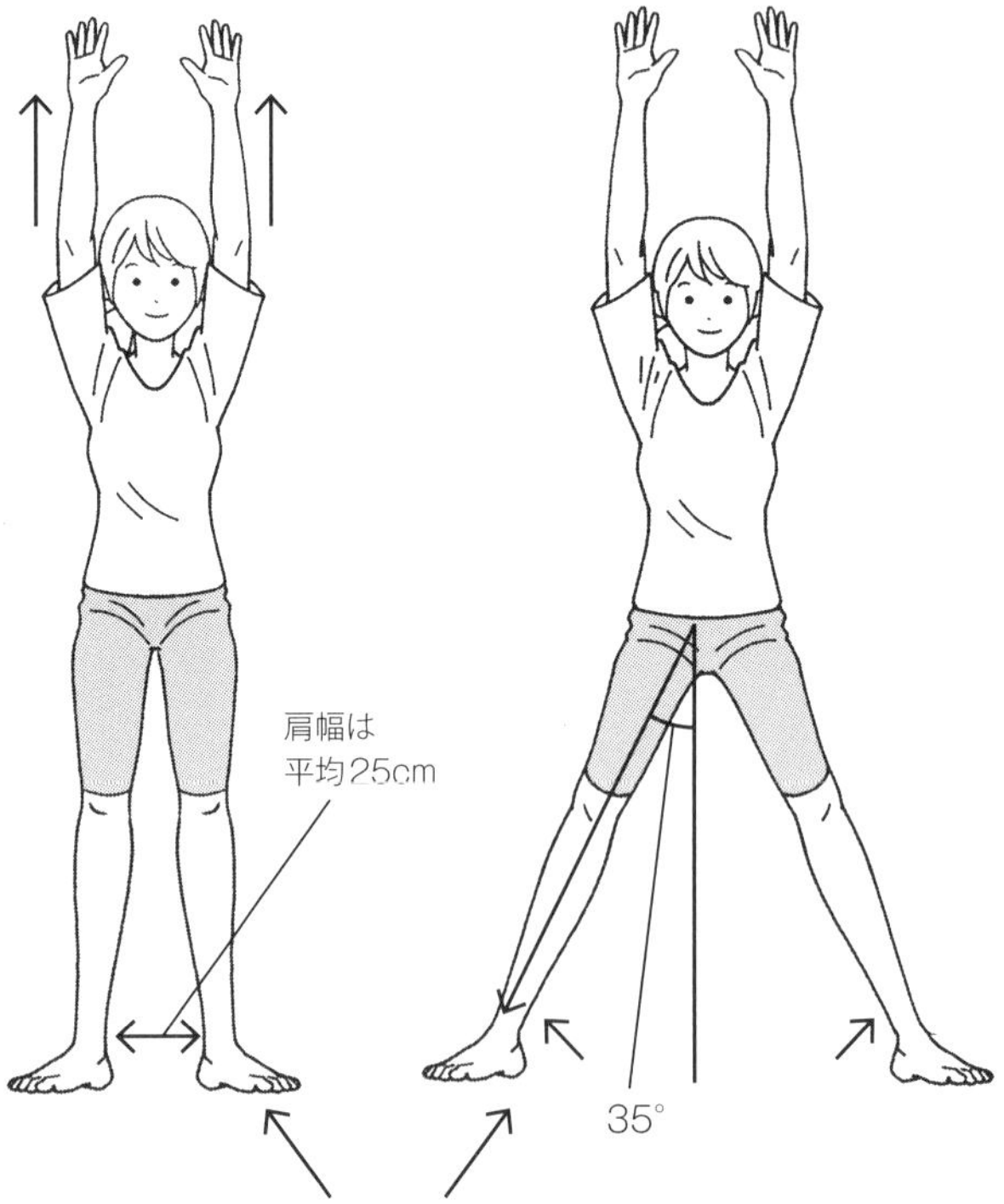

共にかかとを床から上げて
5秒間グーッと伸ばし、脱力して
深呼吸1分（約5回）

足の疲労が腰に影響する

足の指は、昔から足の親指は肝臓系、人差し指は胃、薬指は胆のう、小指は膀胱腎臓というように、内臓系にも多く関わります。経絡《けいらく》は一部では神経の流れと連動すると言われていますので、神経系にも作用します。

人間の足は、横隔膜や仙骨から発生していきます。足は、骨盤やお腹から出てきているので、足のアングルや足指のアングルは必ずと言っていいほど腰や骨盤やお腹に影響します。長時間立ちっぱなしだったり、歩き過ぎるなどすると、足が疲れます。「足腰」と言われるように、足の疲労が腰までやってくることは明白です。

長時間座位で仕事をすると、お尻や骨盤が圧迫されるため血流・リンパの流れが悪くなり、その影響は足に出ます。

また、流れが悪くなることで心臓まで戻るのに時間がかかるため、むくみが出ます。結果的に腰まで影響して、重症になると足のしびれや麻痺《まひ》・極度のだるさなどの症状として出てきます。

足のしびれや痛みが有る時には腰との関連も見るといいでしょう。それぞれの関連は次の通りです。参考にしてみてください。

〈足のしびれや痛みと関連する腰椎〉

・足の太もも前側がしびれる時……腰椎1番・2番・3番
・足のひざの皿からスネがしびれ、親指がしびれる時……腰椎3番・4番間
・足のスネ外側から人差し指・中指がしびれる時……腰椎4・5番間
・足のふくらはぎ外側から小指側がしびれる時……腰椎5番・仙骨1番

病院で脊柱管狭窄・腰痛と診断された患者さん（70代女性）が来院された時、足にしびれがあり、歩くのも困難な状態でした。この方にもアングル整体の施術を行い、自分でもやっていただいたところ、症状が改善し、旅行に行けるくらいまで回復されました。

顔のゆがみ

顔のゆがみは、身体全体のゆがみが反映されて起きます。

当院に「顔のゆがみを治してください」と来られる患者さんがいますが、まずほとんどが身体全体のバランスの崩れからくるゆがみです。したがって、顔だけ整体をしても意味がありません。

前にも書きましたが、家の屋根が傾《かたむ》いていたら、屋根だけを直しますか？　屋根が傾いているということは、家の土台がゆがんで傾いているのです。そんな時に、屋根だけを直してもしかたありません。つまり、見せかけに騙《だま》されて全体を見忘れてはいけない、ということです。

また、顔は内臓に関連しています。お腹の調子が悪いときは、顔色も悪いですよね？

このように、身体と顔は切っても切れないつながりがあるのです。

まずは股関節の矯正をする必要があります。股《こ》関節と顎《がく》関節は相関関係にあって、つくりが似ています。そのため、顎関節がカクカク鳴る方にもおすすめしているアングル整体です。

このように、顔のゆがみを治すためには、全体を見て調整することが大切です。体全体のバランスをチェックするために次の手順で試してみてください。

① 顔の頬の高さを確認する
② ひざ倒しで倒しづらいほうを確認する（P39参照）
③ バンザイでゆがみを確認する（P44参照）
④ 目の高さが違うか確認する（P35参照）

顔のゆがみを治すには、足首のアングル、手首の捻じれのアングル、指のアングル、仰向けに寝てあごを上にあげるアングルをおすすめします。

〈足首のアングル〉

身体の土台のゆがみは、顔の傾きに関わります。そのため、足の土台から調整することで顔のゆがみを元に戻します。また、足首は「首」と相関し、かかとは顔と関りが深い部分になるために、顔の調整で足首のアングルをおすすめします。

〈手首の捻じれのアングル〉

バンザイと手首のアングル整体をすることで、鎖骨のリンパ、腋下のリンパなどの調整につながります。また、手首は「首」と関わるため顔の筋肉とも関わります。

〈指のアングル〉

指は日常生活で使い続けます。その疲労は筋肉の連鎖で首や顔まで及びます（P47・48参照）。筋膜で言えば（P22参照）指も顔もつながります。またツボの流れでも頭痛が起きると指の治療をしたりすることが有るためです。

〈仰向けに寝てあごを上にあげるアングル〉

後頭部の位置を整えます。頭は首の上についています。そのため、頭を支えるために位置がズレるだけで傾きをつくってしまいます。また、喉元が伸びることは、顔のしわのたるみ、引き上げ効果にも効果的です。

足首のアングル

グーッと反らしながら床から5センチほど上げてから一気に脱力します。のちに深呼吸を5回程度。

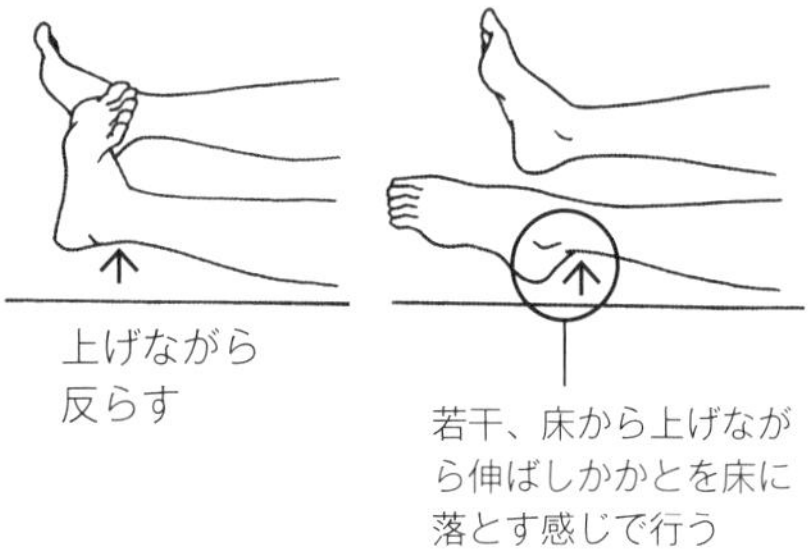
上げながら
反らす
若干、床から上げながら伸ばしかかとを床に落とす感じで行う

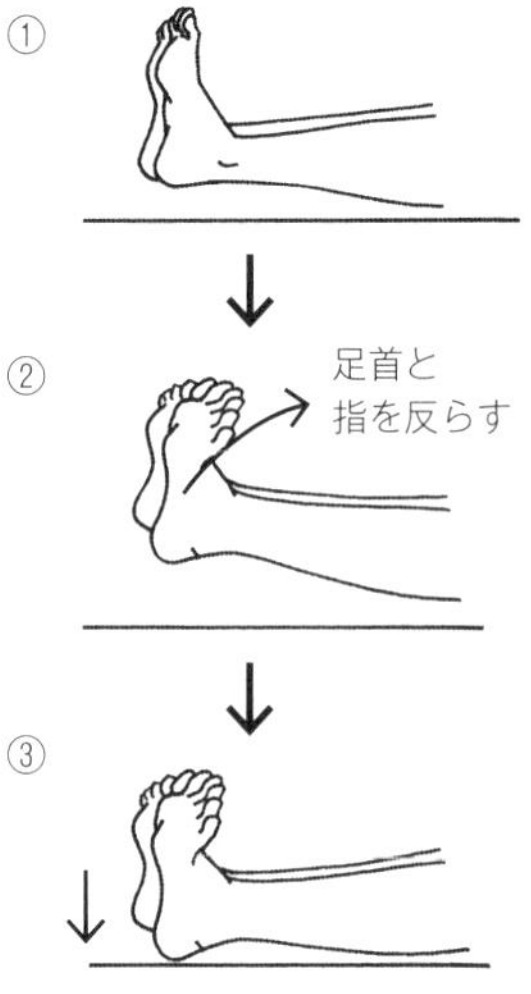
①
②
足首と
指を反らす
③

指を反らしたままストンと床へ落とし深呼吸を5回程度行う

手首の捻じれのアングル

バンザイアングルしながら、手首を内回しか、外回しのいずれかでやってください。
回している状態で腕をグーッと伸ばして一気に脱力します。
捻じっている手の部分で伸びる筋肉や関節が違ってきます。
ワキが伸びて、ひじも伸びて指も伸びていくように意識します。

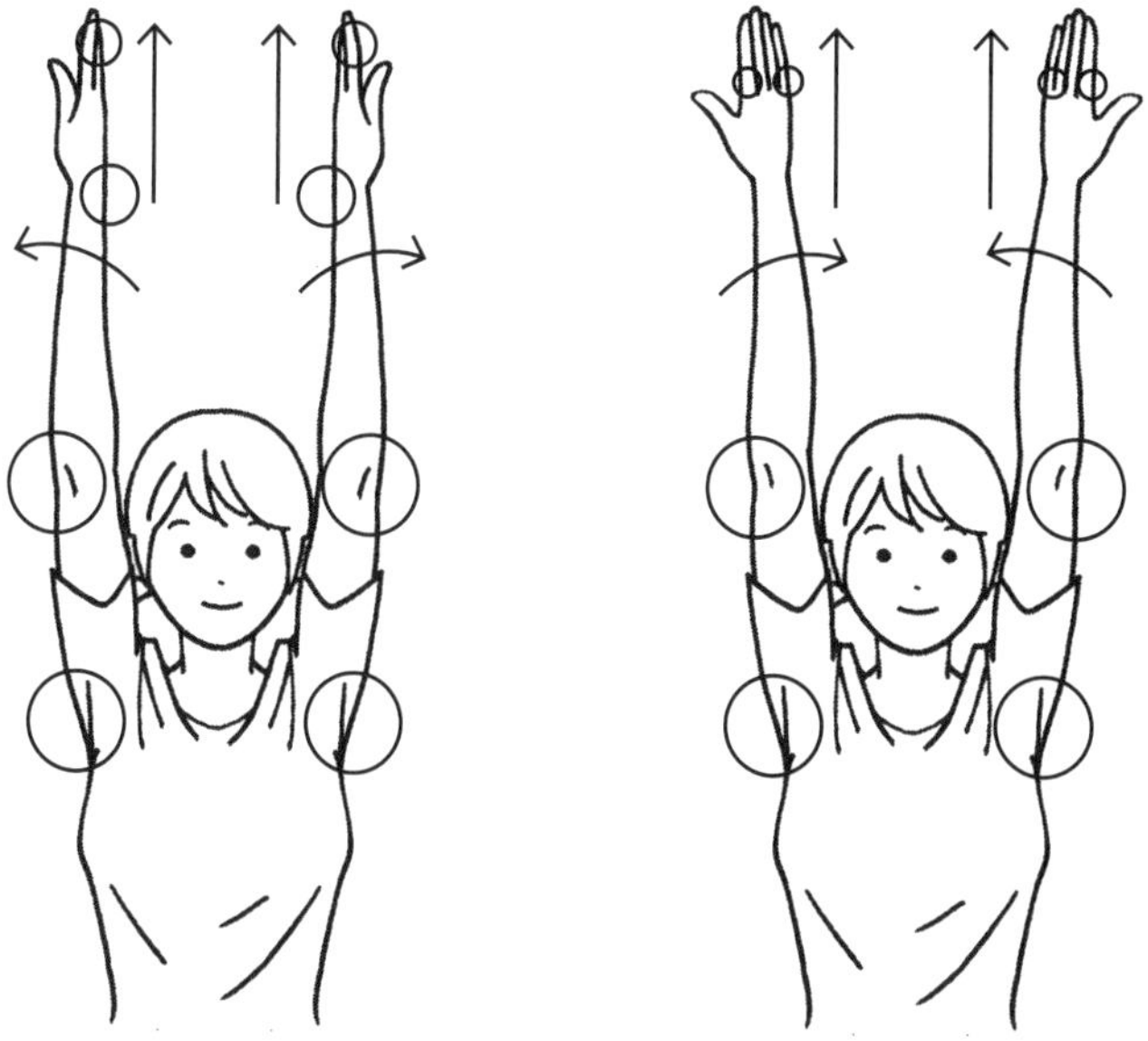

指のアングル整体

手首を下に向けるか上に向けるかで伸びる部分が変わります。グーッと伸ばしてストンと力を抜きます。（もし、可能なら手首を曲げながらひじを床から上げてストンとひじを床へ落とし脱力します）

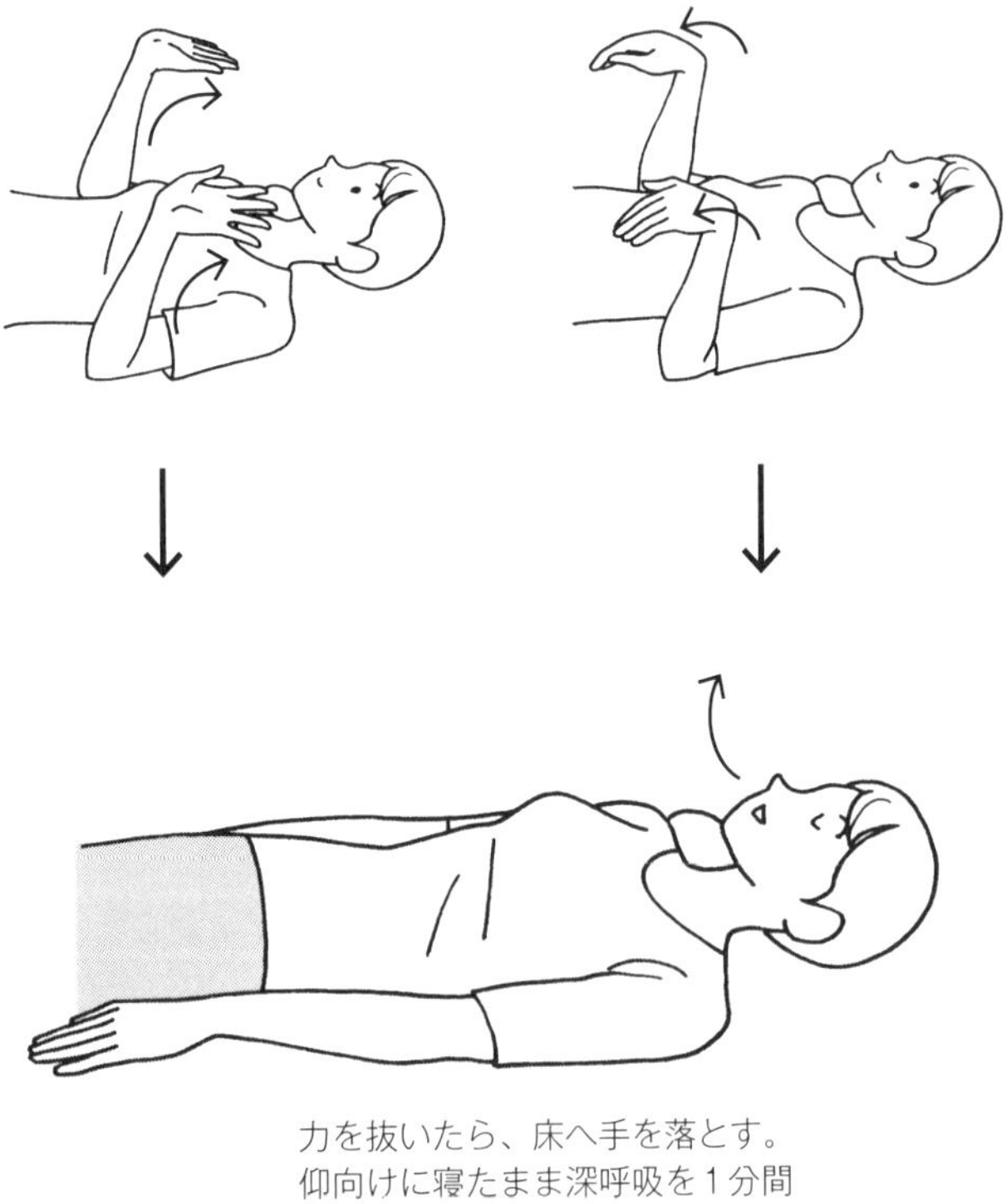

力を抜いたら、床へ手を落とす。
仰向けに寝たまま深呼吸を１分間

仰向けに寝て、あごを上にあげるアングル

床に後頭部を当てるようにして３秒押し当てたらストンと脱力して深呼吸を１分間します。深呼吸は、普通に頭をまっすぐにしてから行います。

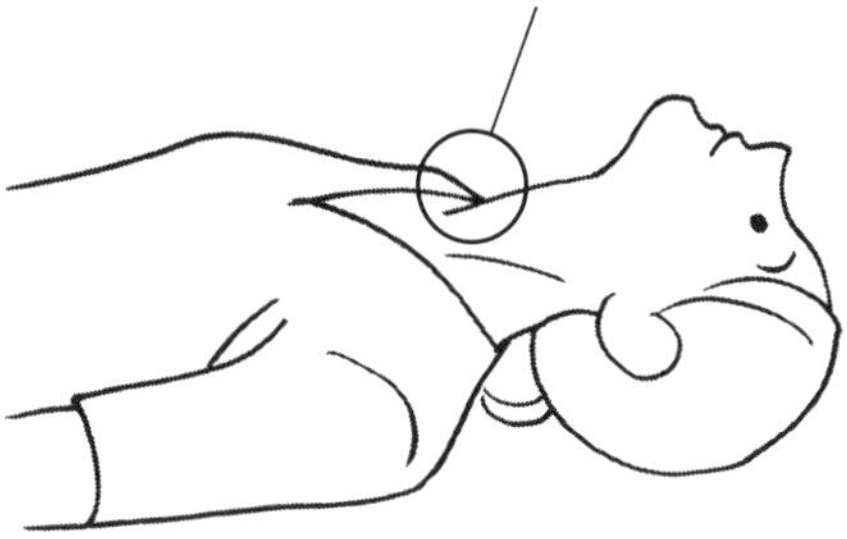

ひざ痛

膝《しつ》関節の異常は歩行障害を起こし、行動力の低下、頭脳、ホルモン、血管、筋肉、五臓六腑の機能低下を招いて日常生活を著しく阻害します。

ひざは、前後左右、回旋の動きを伴いながら動きます。

しかも、足首と股関節に挟《はさ》まれていて、非常に圧迫を受けやすい部分です。

ひざ痛は足首の捻じれで起こることもありますし、股関節の捻じれで起こることもあります。

「階段から下りる時はひざが痛むものの、しゃがんだりするのは大丈夫」な場合、ほぼ関節の曲げ伸ばしには問題がありません。ですが、関節の圧着、筋肉の収縮などに問題があると考えられます。

また、ひざ痛は胆のうや腎臓、肝臓の機能低下や食事の問題などでも起こり得ます。肉・砂糖などの酸性食品を摂ると痛みを強くさせます。

ひざ痛があると、次のような腰痛の問題も出てきます。

・立つ時に痛い腰痛は、大腰筋《だいようきん》インナーマッスル・大腿《だいたい》四頭筋に関わるので、腰椎1番・2番と関わる
・重たい荷物を持つときに痛い腰痛は、腰椎1番・3番・5番が関わる
・体を捻じって痛い腰痛は、腰椎3番。アングル整体では、胸椎12番と腰椎1番の胸腰椎移行部と腰椎5番仙骨の移行部の腰仙関節部を見る
・前かがみで痛みが有る時には、腰椎1番が関わる
・腰を反らして痛いのは、腰椎5番が関わる
・デスクワーク・車の運転で座って痛い腰痛。これは、特に腰椎3番が関わる。腰椎は前弯《ぜんわん》していないといけないのですが、弯曲《わんきょく》が無くなることで症状が出やすくなる。

また、一番体重がかかる腰椎は5番になる

ひざ痛や腰痛を解消するには骨盤矯正体操が重要になります。背骨の一番下に「仙骨」という骨盤帯を成す骨があります。この仙骨は人間が母親のお腹にいた時に「骨盤仙骨」となっていました。発生学的に頭蓋は動かずに「脊索《せきさく》」と言い背骨に入れ替わる部分があるのですが、そこに覆《おお》いかぶさるように動いていき仙骨となっていきます。そのスタートが頭蓋骨底（頭）なのです。

そのため、頭蓋骨のゆがみを取る時には「必ず仙骨が自由」に動かないといけません。なぜなら、仙骨は人間が受胎し成長していく段階で「脳の皮質の一部」になっているからです。そして、横隔膜を介して仙骨から足の問題が関わっていくので、この部分の細かい調整が必要となります。結果として仙骨、骨盤部のアングル整体がひざ痛に関わるのです。

ひざの痛みを治す時の手順は、次の通りです。

①ひざ倒し検査（Ｐ39参照）
②足首のアングル整体（Ｐ１１６参照）
③腰の回旋アングル整体（Ｐ１２４参照）
④バンザイアングル整体（Ｐ１１０参照）

これらの手順で行う事で、足首から問題が起きているひざ痛、腰や股関節のゆがみから起こっているひざ痛を同時に矯正できます。

必ずやり終わったらリラックスして、深呼吸を1分程度続けてください。

腰の回旋のアングル

最初は、捻じりやすい方からやること。必ずやりやすい方から行います。グーッと５秒伸ばしてストンと脱力します。脱力したら、身体を捻じったままで深呼吸を５回ほどゆっくり行います。その後、もう一度、ひざを立てて終了です。

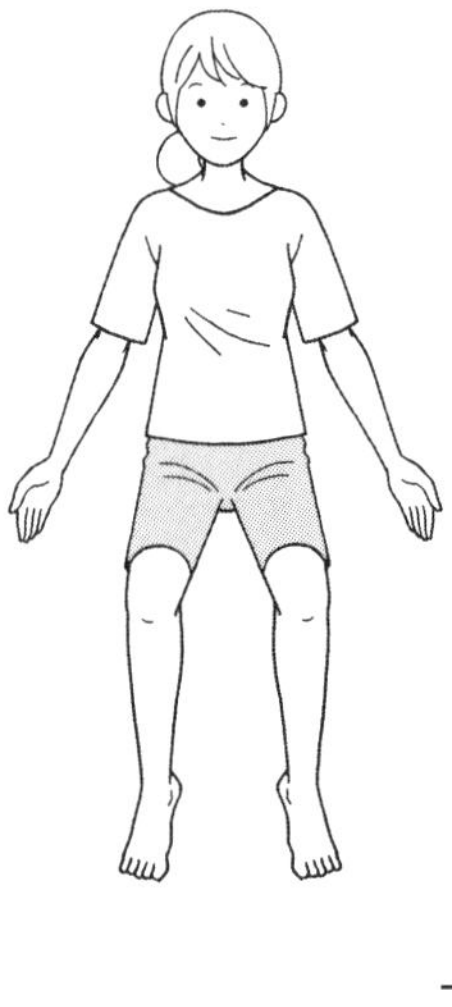

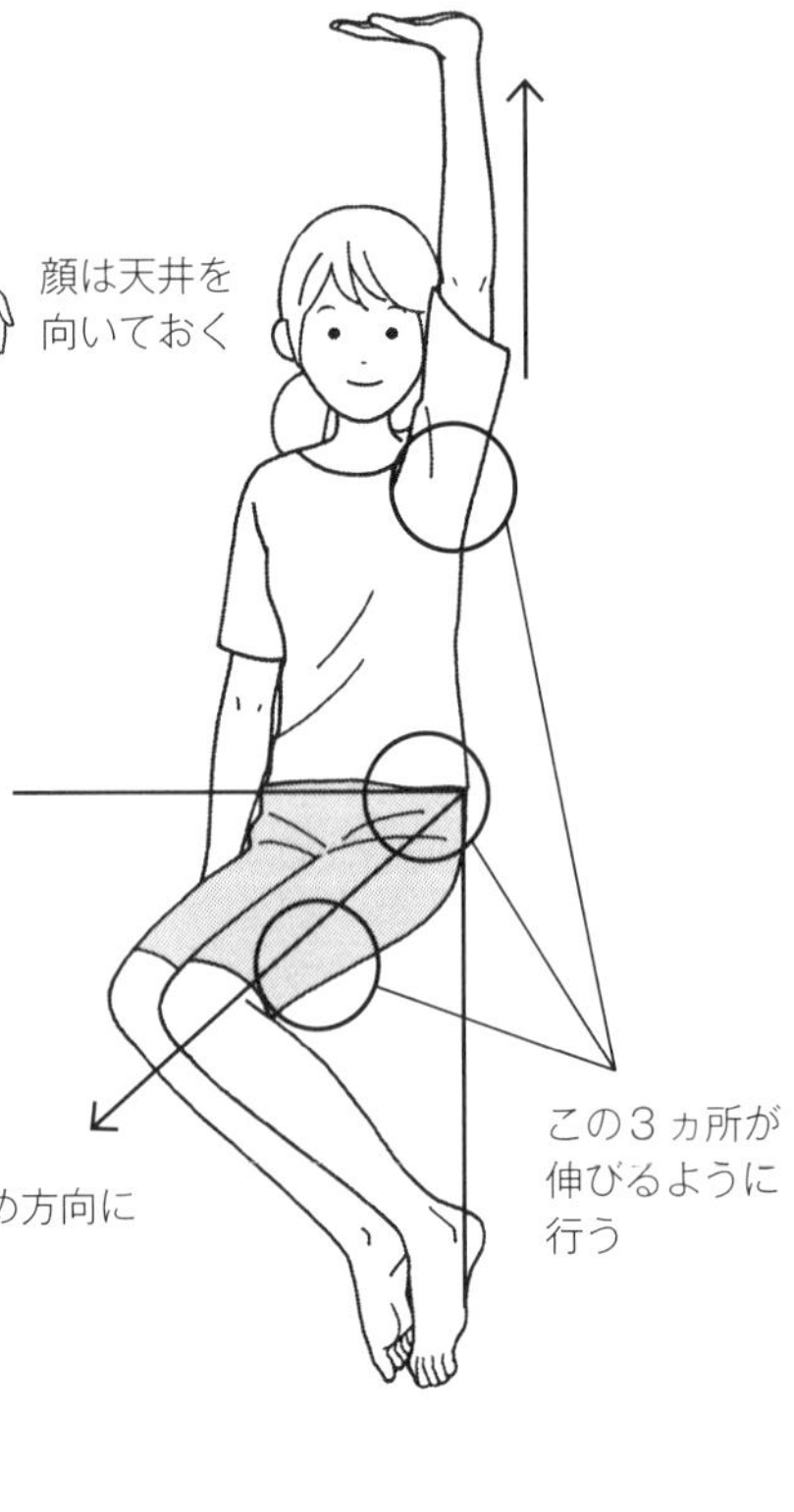
顔は天井を向いておく
この３ヵ所が伸びるように行う
45°斜め方向に伸ばす

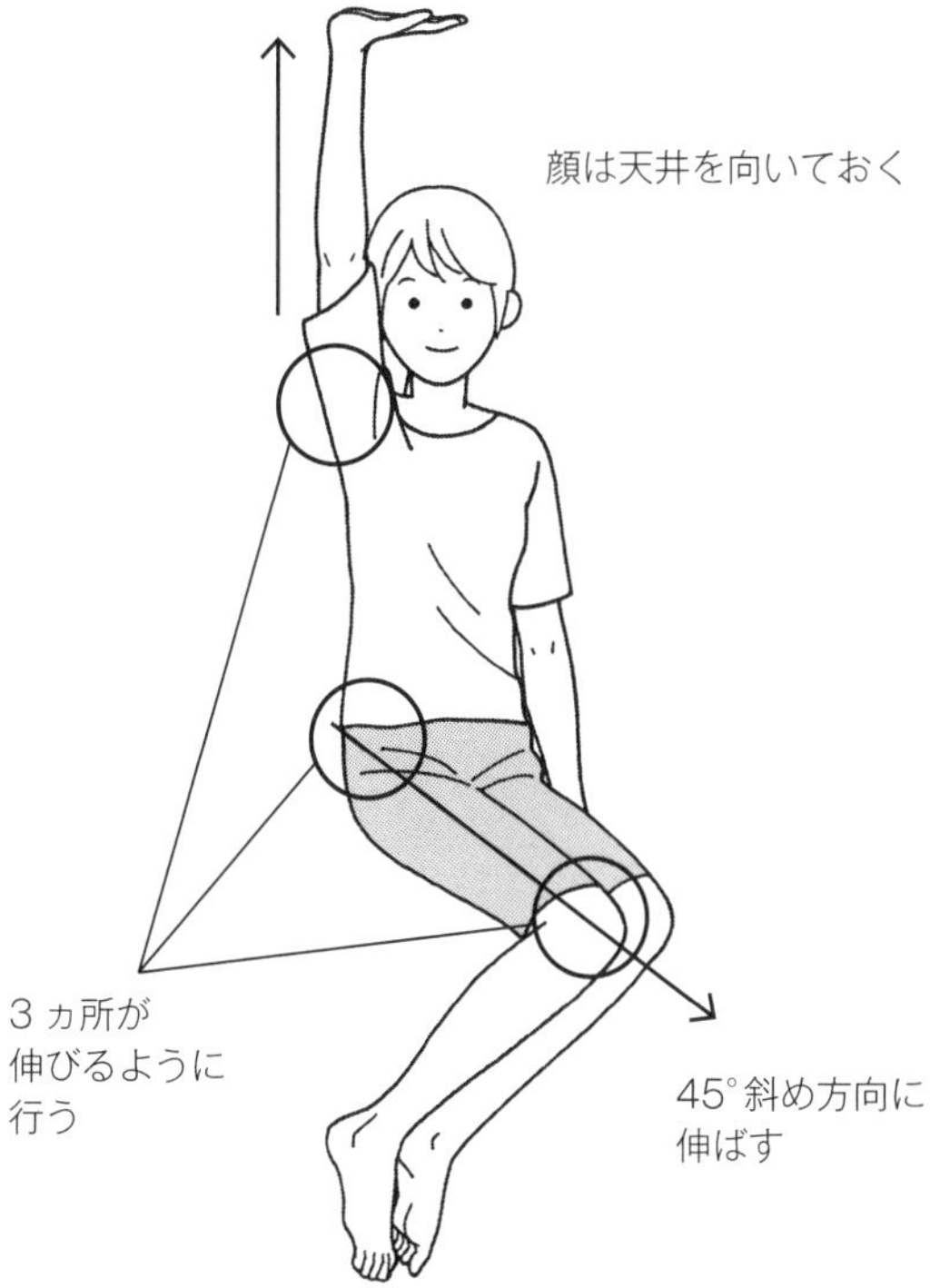
顔は天井を向いておく
３ヵ所が
伸びるように
行う
45°斜め方向に
伸ばす

ひざは、横に倒すと言うよりも45度方向に。斜めに倒すことで太ももの筋肉や背中の筋肉、腕の筋肉の連鎖がつくりやすくなります。

腰痛

一口に腰痛と言っても、その症状は様々です。前屈できない、後ろに反《そ》れない、身体を倒すと痛む、身体を捻じると痛む、だるい、つっぱる、寝て起きると痛む、靴下がはけない、椅子から立ち上がる時に痛い、身体を回すと痛む、寝返りができないなどなど、この本をお読みの方なら、どれかひとつは経験があるのではないでしょうか？

このように腰痛は様々ですが、まずは、皆さんにアングル整体をやりやすくするために検査を行ってもらおうと思います。

私の整体院に奈良から来られた60代の方も、継続して行い、腰痛や脊柱管狭窄を改善されました。

検査：合掌して身体を捻じる（P130参照）。捻じりに問題があると背骨の回旋が難しくなります。仰向けに寝て、ひざを左右に倒して問題があれば、腰の捻じれの問題が考えられます。

左右どちらに身体を傾けづらいかを確認する

関節アングル整体では、名前の同じ部分は関係しあうとお話ししました。「腰首」「足首」というように、「足」と「腰」は連動します。

車の運転のように、右足ばかり使うことが多いため、常に右足から問題が出る人が多いように思います。

特に足を下に向けたり、上に向けたりすると、足首のかかとの上方にある短い骨がずれてきたりします。こうして足首が腰への症状を作り出してしまいます。腰痛を治したい時は、足首のアングルも合わせてやってみましょう。

腰痛を治す時の手順は、次の通りです。

①正座して（椅子に座り）合掌して傾けづらい・捻じりづらい検査（P117参照）
②ひざ倒し検査（P39参照）
③足首のアングル整体（P116参照）
④腰の回旋アングル整体（P124参照）
⑤バンザイアングル整体（P110参照）
⑥ひざを抱えて抵抗するアングル整体（P131参照）

関節アングル整体を終えたら、最後にゆっくりと寝ころび、ゆっくり深呼吸を1分間行います。

〈それぞれの関節アングル整体の効能〉

足首アングル整体は、「足」から「腰」に来る問題を解消します。

腰の回旋アングル整体は、腰と骨盤と肩の連動したゆがみを同時に解消します。

バンザイアングル整体は、腰の関節、筋肉を伸ばし関節の隙間をつくって、横に倒れにくい症状を解消します。

ひざを抱えて抵抗するアングル整体は、腰のみの関節を広げるために行う時に有効です。

これらの関節アングル整体を行ってもらった患者さんから、症状の緩和が報告されています。

腰などに焦点を当ててやってもらっていますが、関節アングル整体は最終的には身体全体を調整できるものです。

そのため、腰の調整をして「耳なりが減少した」「肩の違和感が取れた」「眠りやすくなった」「横向きにしか寝れなかったのが、上向きでも寝ることが出来るようになった」など嬉しい報告をいただいています。

60代の女性で飲食店の立ち仕事でシビレや腰痛が出ていた方も施術と1日3分の関節アングル整体を朝・晩やってもらい改善していきました。ポイントは力いっぱいやらないことです。身体をリラックスして気持ちよくやってみてください。

腰痛のアングル整体（検査法）

身体をどちらに傾けづらいか？どちらに捻じりづらいか？をチェックします。

合掌して身体を左右に傾ける

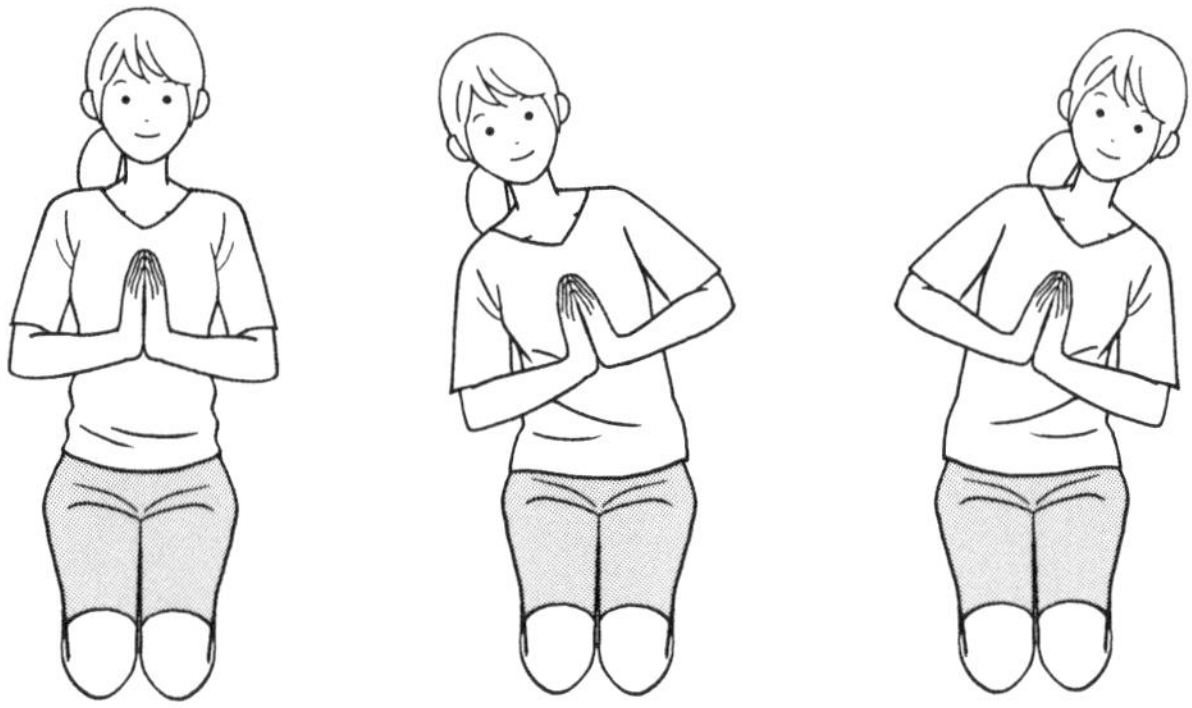

合掌して身体を右、左に捻じる

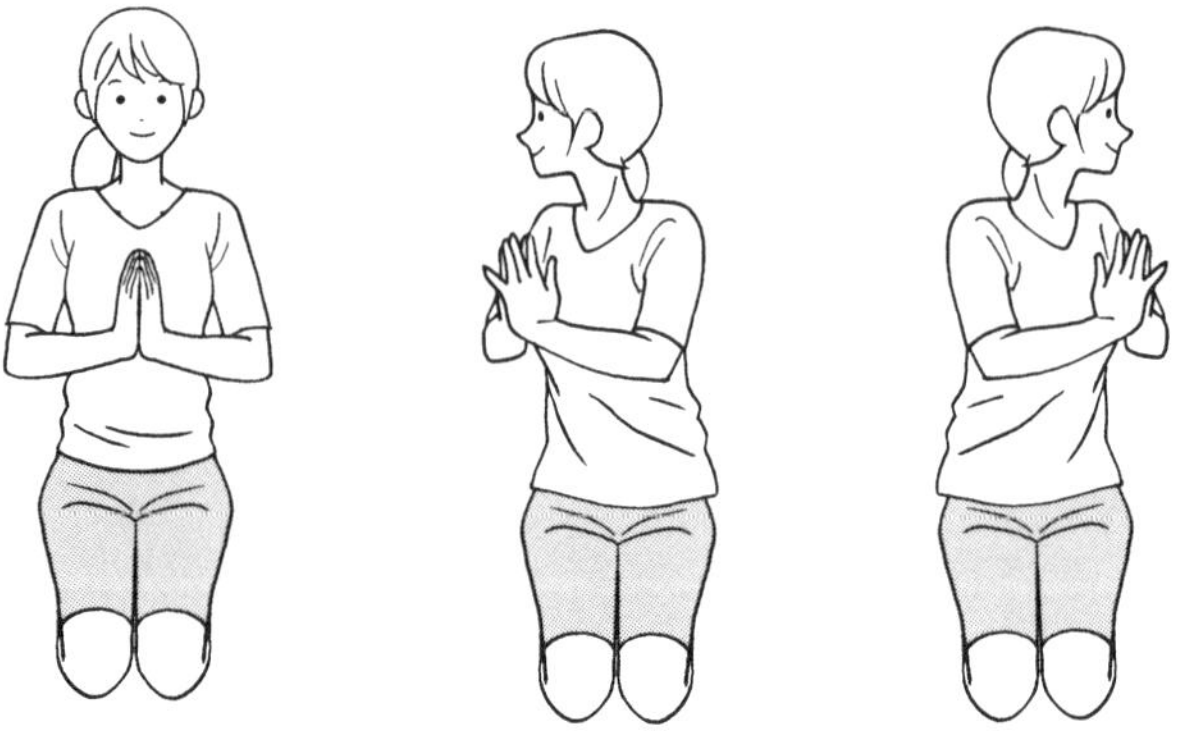

ひざを抱えて抵抗するアングル整体

①ひざを抱えて、手とひざを抵抗しあいます。

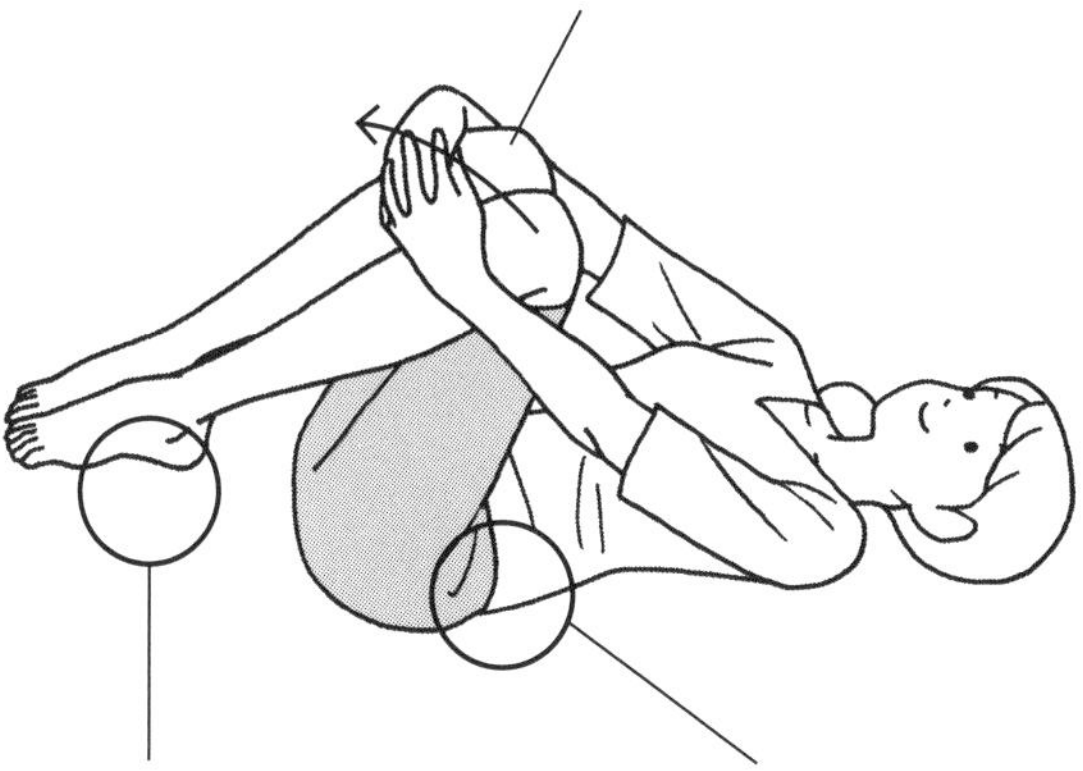

インナーマッスルをゆるめる時は、ここにイスをおき、イスの上に両足をのせて脱力しておくだけでOK

腰に枕を入れて力を抜いておくのもOK

↓

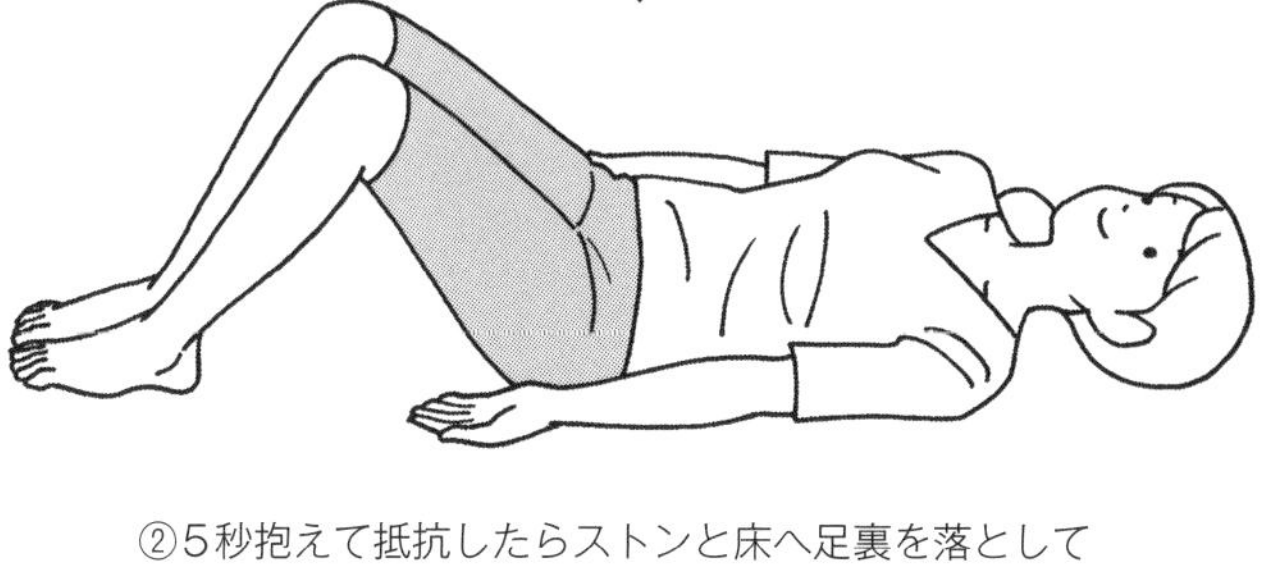

②５秒抱えて抵抗したらストンと床へ足裏を落として
③脱力した後は、ひざを曲げたまま１分深呼吸

五十肩

五十肩は通称で、正確には「肩関節周囲炎」「凍結肩」と言います。50代の人が多くなるので五十肩とよばれています。

原因は様々ですが、石灰性のカルシウム沈着によって起きたりします。この時はカルシウムの摂取を多くしましょう。

また、筋肉が原因でも起きます。特に、長時間のパソコン操作や肉体労働で使い過ぎると起きます。この場合、同時に関接にも炎症が起きているので、夜眠るのもつらくなります。

五十肩は初期症状の段階と慢性期に分かれます。初期段階は、「なんだかだるいな」とか、「夜間に痛みが出始めた」といった症状です。これは、五十肩特有の痛みというよりも、腕のつけ根の痛みやツッパリ感で、ツーンとするような痛みが出たりします。こうした痛みは「そのうち治るだろう」と思っていても症状が2~3日はとれません。

慢性期は、完全に動きを無くしてしまう場合です。この時は、関節と筋肉の問題が多く出ていると言っても過言ではありません。

五十肩で水平まで手が上がらないとなると、肩関節や肩周囲の筋肉、腕の筋肉に問題があります。

水平よりも上がり、１２０度くらいまでいくのであれば、肩甲骨や背中に問題がありま す。

また、最終可動域の耳まで付くようにするためには、腰や骨盤も正常に動かないと手が上がりません。試しに背中を丸めて腕を上げようとしてみてください。肩は上がらないはずです。

セルフ関節アングル整体では、約90度くらい上がるところか、さらに上に持っていきたい時に行う操作をお伝えします。身体はすべて連動しているので、何日か継続してやることをおすすめします。

五十肩を治す時の手順は、次の通りです。

手を上げられない方が多くいらっしゃいますので、無理のない範囲で少しずつ可動域を増やしていきます。

次の①〜⑪を2セットやるイメージを持ってください。その分、効果も倍増します。

① 検査……どれくらい肩が上がるか確認してください。
② 身体の捻じれ解消アングル（P107参照）
③ 首タッチ・グルグルアングル整体（P161参照）
④ 座位で合掌して身体を捻じる。捻じりづらい方を覚えておく（P130参照）
⑤ ひざ倒し検査（P39参照）
⑥ 倒れずらい方の足を4の字アングル整体（P88参照）

⑦（うつぶせ）倒れずらい足を４の字・身体の捻じりづらい方に顔を向ける（Ｐ89参照）
⑧頚椎７番のアングル整体（Ｐ78参照）
⑨胸椎６番のアングル整体（肩が半分くらい上がる人はやってみましょう）（Ｐ１０６参照）
⑩胸椎12番のアングル整体（肩が80％くらい上がる人はここまでいけるようにがんばりましょう）（Ｐ80参照）

関節アングル整体の後は、寝たまま深呼吸を１分間しましょう。

〈それぞれのアングル整体の効能〉

五十肩の場合は、肩自体の問題もありますが全体から見てやることが大切です。
首や頭から肩の神経が出るために、また、指や腕は肩までつながるために（Ｐ47・48参照）座位で肩や首の捻じれをまずは取ります。

肩の筋肉は骨盤までつながるために4の字アングル整体（P88参照）をします。最終的に少しずつ肩が上がってくれば上がる角度を徐々に上げていき、上げられるところでアングル整体を行ってください。グーッと伸ばして脱力して深呼吸を1分間しましょう。身体をリラックスさせることが大切です。

内臓引き上げアングル整体

骨盤を締め、内臓を引き上げて背骨の間を広げるアングル整体です。当院に通院されている脊柱管狭窄の方や内臓下垂気味の方には有効なので、やってもらっています。胸椎12番がゆがむことで腰椎に負担がかかり椎間板ヘルニアなどが起こると考えられます。脊柱管狭窄も同じです。

多くは、腰椎の問題と捉《とら》えがちですが、胸椎11・12番の骨は肋骨が浮遊しており、それが回旋の動き、側屈の動きを大きくするため、結果として下に問題が出ると考えています。

もし、今まで腰椎に何らかの処置をしても治らなかったら、それは、胸椎12番の問題で、下に痛みやゆがみをつくっているのかもしれません。

この内臓引き上げアングル整体を行う前に、身体の対角線上のゆがみを整えましょう。

やり方は、左記のイラストの通りです。

その後に、内臓引き上げアングル整体（P１３８参照）を行います。

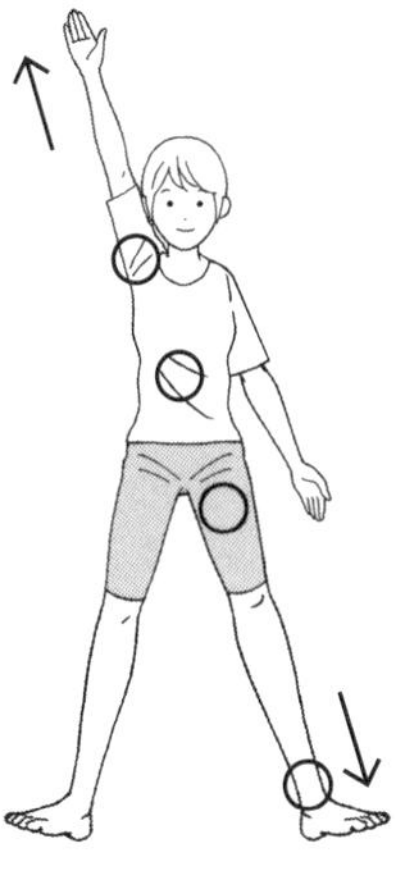

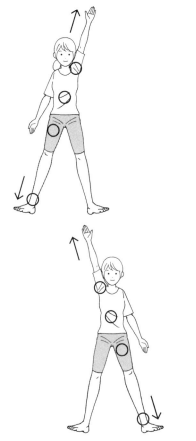

左手・右足をグーッと伸ばしストンと力を抜いて深呼吸５回
右手・左足をグーッと伸ばしストンと力を抜いて深呼吸５回
左右とも行う

内臓引き上げアングル整体（仰向けで寝てやる）

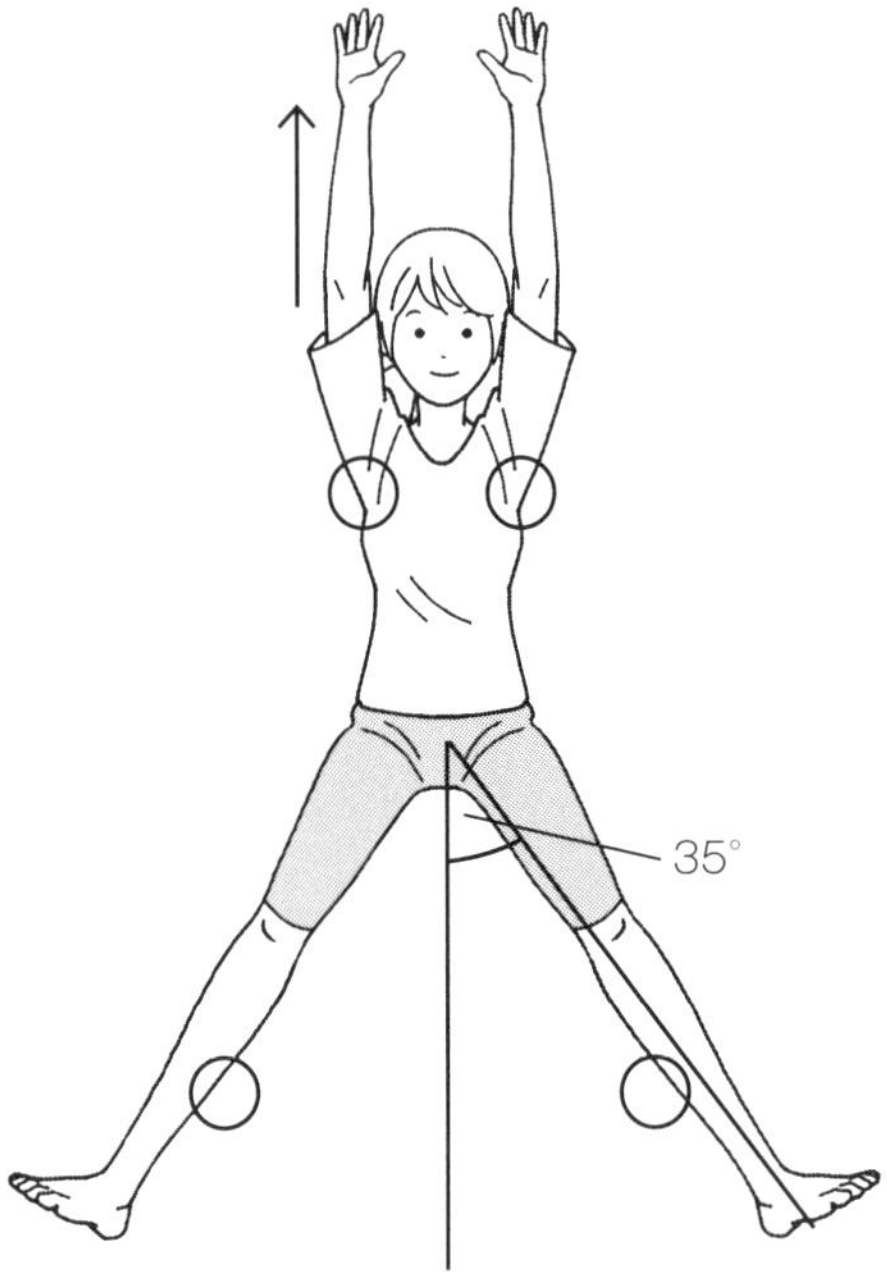

両手を伸ばすことで、胸椎12番の骨、肋骨を上げて内臓を入れていくスペースをつくることで、横隔膜の可動性をつけていく。

バンザイして手の指先、ワキを伸ばすようにして足を開き、かかとをグーッとつきだす。

５秒伸ばしたらストンと脱力する。

深呼吸を１分行う。

足を開くことで骨盤が閉じていきます。

足は腰椎５番（P67参照）の角度に開く。これは、胃下垂、肩こり、背中の痛みなどにも効果的。

トイレが近い人へのアングル整体

トイレが近いということは、腎臓系に問題があると考えられます。
肋骨と骨盤の位置が捻じれていたり、左右差があったり、足のむくみが大きいとトイレが近くなります。

足は、腰椎２番目の角度まで開きます（２番目のアングルが腎臓系に重要だからです）。
アングルを取りながら足の小指の裏に硬い部分があれば、硬さが無くなるまでしごいていきます。そこからさらに、足のくるぶしの外側を刺激していってあげてください。

腰椎２番の角度が、腎臓とも関わります。さらに腰椎２番は消化器系や肝臓の解毒作用の促進をするうえで重要な関連性をもつ。また神経機能や横隔膜や腎筋膜などのつながりとしても、腰椎の２番での調整が大事になってくる。

トイレが近い人へのアングル整体

＜２人でアングル整体をやる場合＞

①

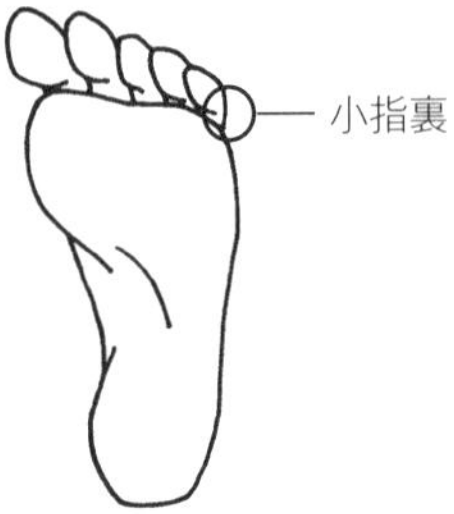

②１人でやる時は、くるぶしの外側を自分で刺激

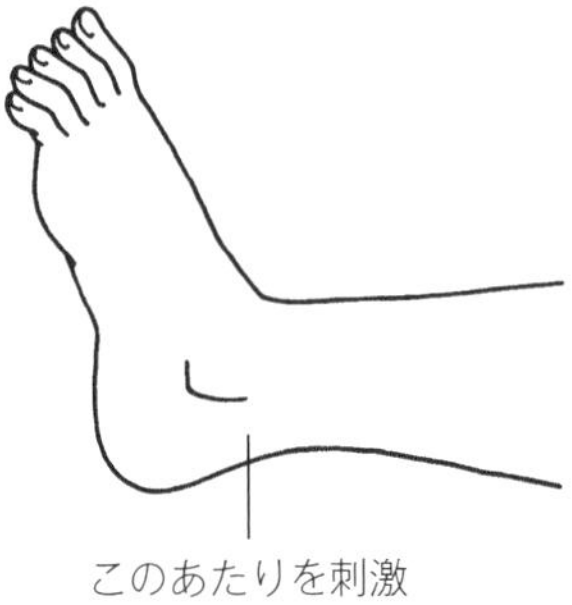

③

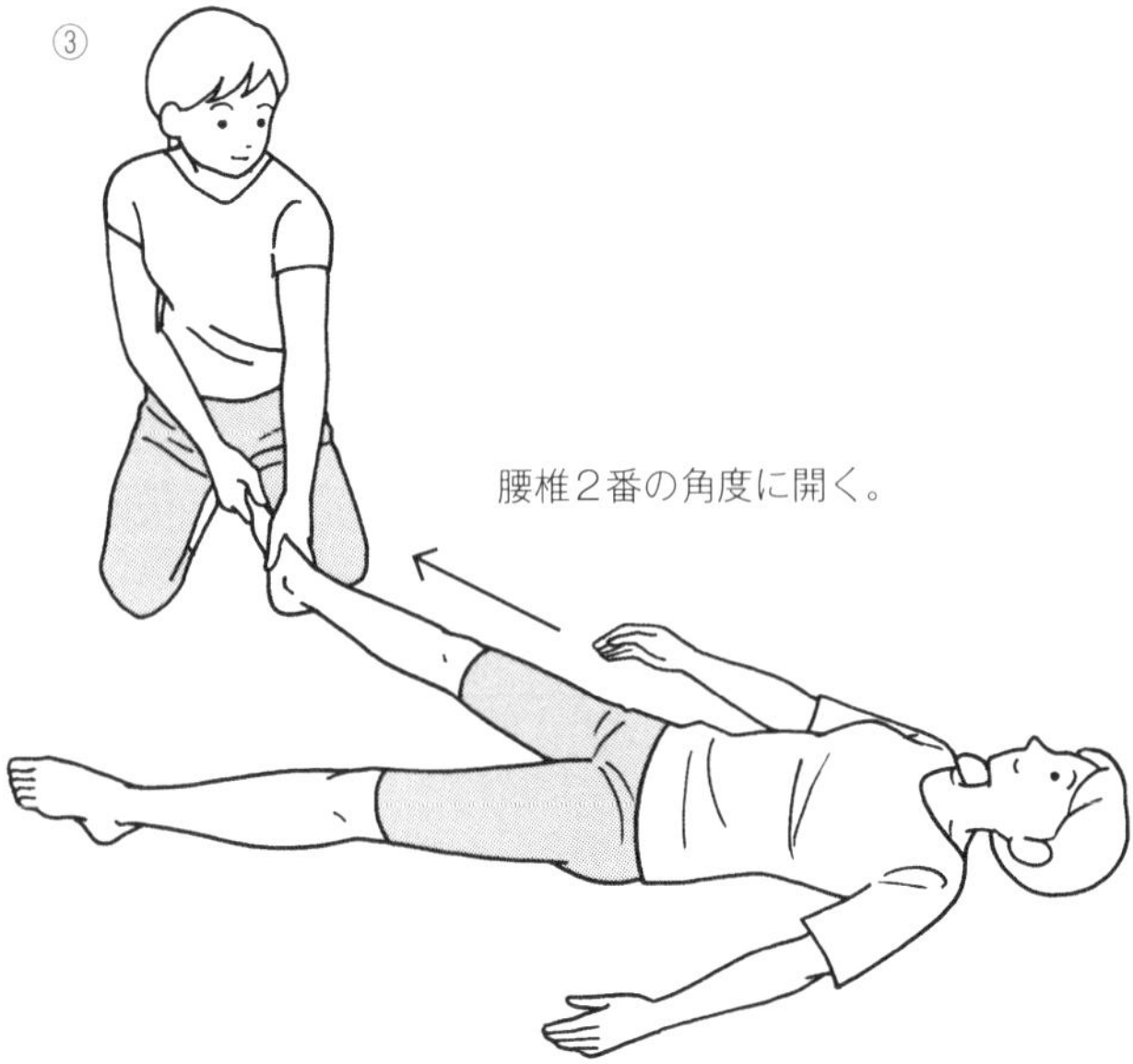

トイレが近い人へのアングル整体

＜１人でアングル整体をやる場合＞
足を開いた側の足首をグーッと伸ばしてスッと落とす。
深呼吸を１～３分間行う。

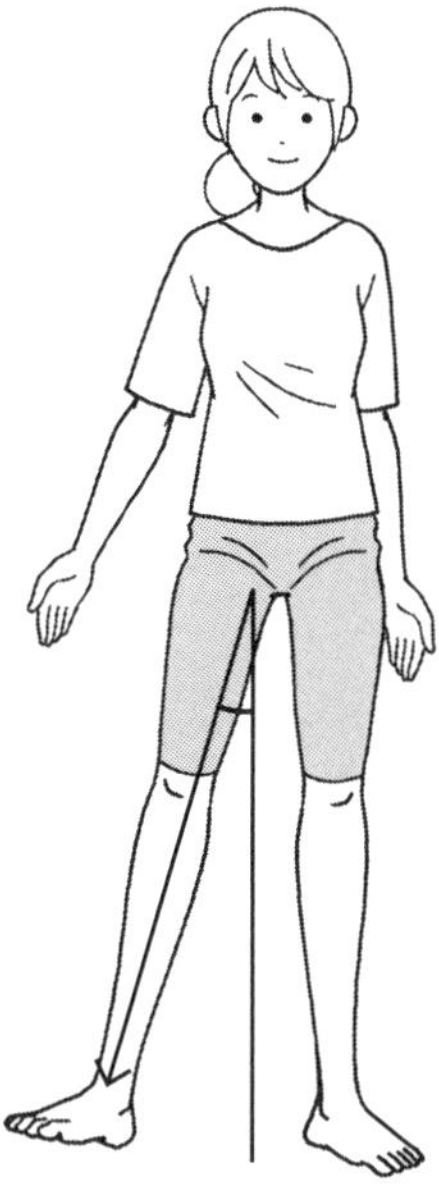

足は、腰椎２番目の角度まで開きます（P67参照。２番目のアングルが腎臓系に重要だからです）。
アングルを取りながら、
①足の小指の裏に硬い部分があれば、硬さが無くなるまでしごいていきます。
②足のくるぶしの外側を刺激していってあげてください。
③仰向けで内股の筋肉を40回ほど軽く揉みます。

身体を傾けづらい人向けのアングル整体

身体を傾けづらい人向けの関節アングル整体の手順は、次の通りです。

① 合掌して横倒ししてみて、傾けづらい方を確認する（P130参照）
② その後、バンザイをして腕の長さが揃う位置を探す（P147参照）
③ アングルを取ったまま足首のアングル整体をやって（P116参照）深呼吸を1分間して休む。もう少し休みたい時は3分くらいまで続けること
④ 身体の傾けづらい方の足を広げていくアングルを行う（P145参照）

〈身体を傾けづらい人向けのアングル〉

右に身体が傾けづらい方は、その角度は腰椎2番〜4番。

どこまでという目安がわかりづらい場合は、自分の足を床に擦らせながら開いていき、

止まるところが最適のアングルとなります。
もしくは、バンザイしてみて、足を開くごとに手の長さがそろうところをみつけてください（Ｐ１４７参照）。

身体に傾きがあると、足の長さも変わってしまいますし、骨盤の状態、首の状態も変わってきます。そのため、身体全体のバランスがとりづらくなります。

筋肉や膜の硬さによって傾きが起きると、左に傾けづらいと右の肝臓・消化器系・腎臓などに問題を起こしたりします。右に倒しづらいと胃・左の腸・左腎臓などに問題を起こしたりします。

体の傾きが背骨の関節が問題で起きていると、左に傾いている人は左の臓器に問題を起こす傾向が多いようです。右に傾いている人は右の臓器に問題を起こす傾向が多いようです。

関節アングル整体では、これらを同時に調整していきます。

左に体が傾けづらい方は、左足を開いていきます

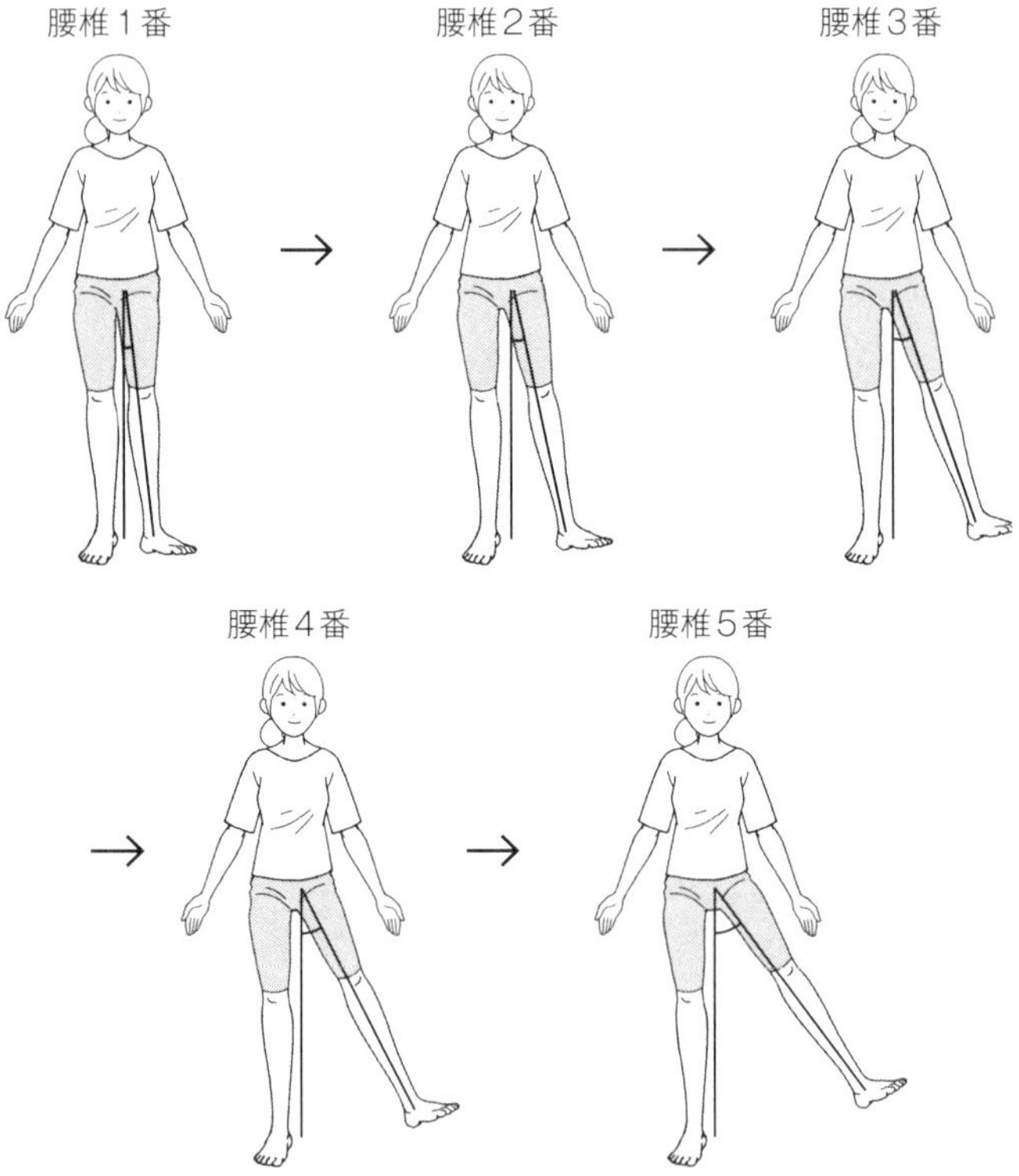

身体を傾けづらい人向けのアングル

最適な角度に開いたら、足首をグーッと反らしてストンと力を抜いて、深呼吸を約1分続けてください。

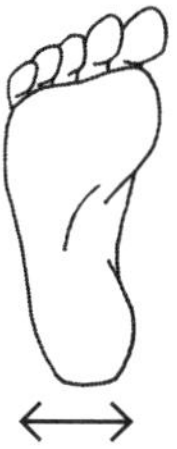

かかとの幅1コ分をずらす。それが約7°になります。**外くるぶしの位置に内くるぶしが次にくるようにしていく**ことで腰椎1番→腰椎2番→腰椎3番と広げてもいける。

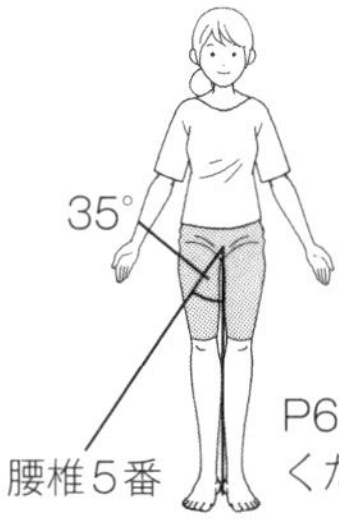

P67を参照してください。

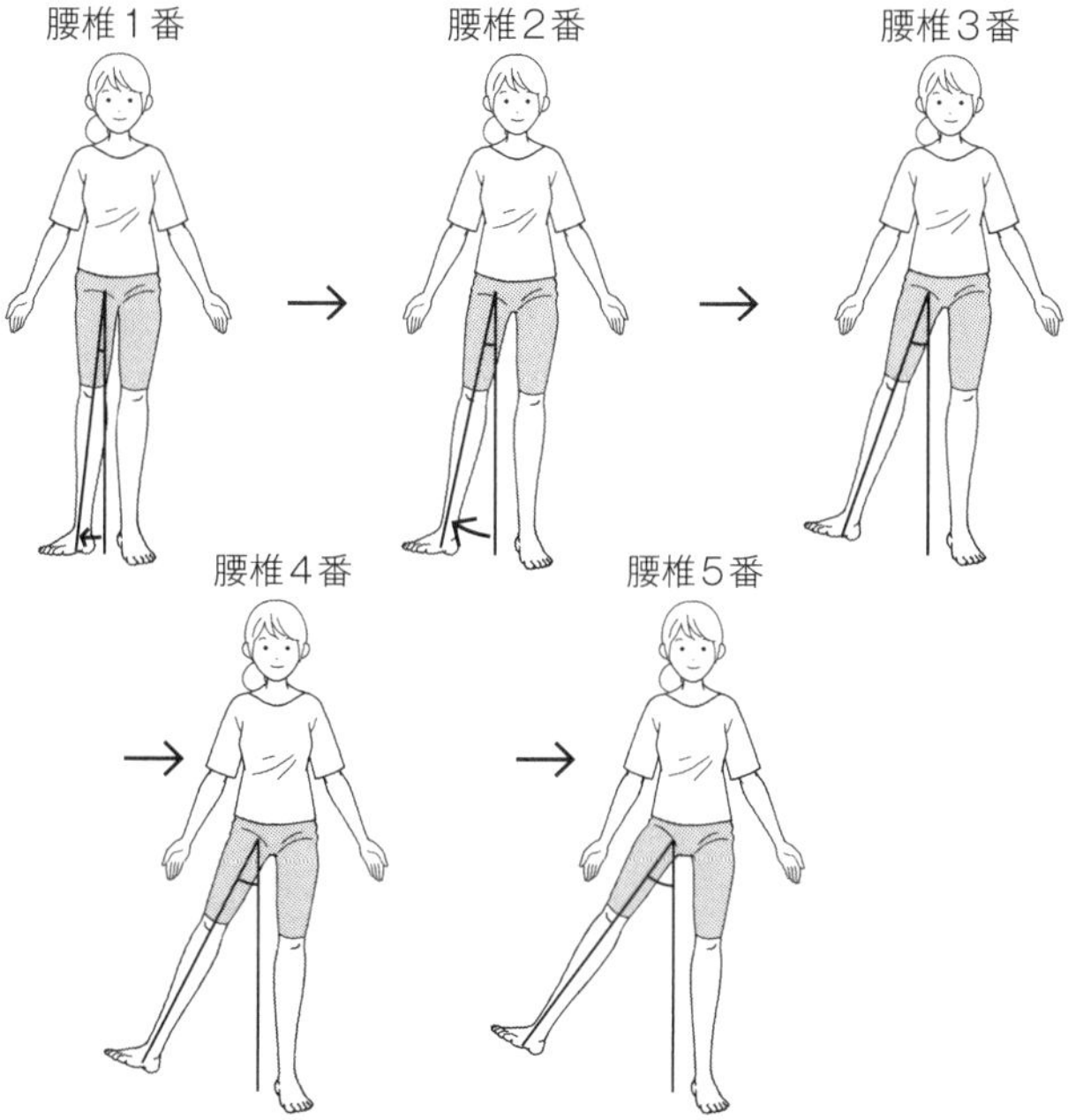

どの足の開きが自分にとって最適かわからない時に
やってみましょう。

③

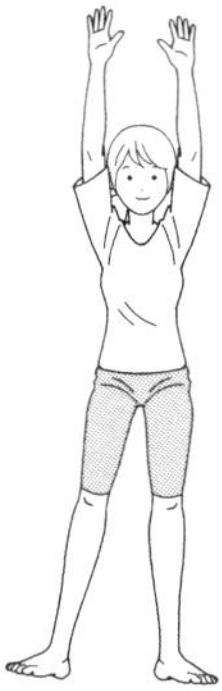

バンザイします。
バンザイして手の長さが合わなければそこは矯正ポイントではありません

④

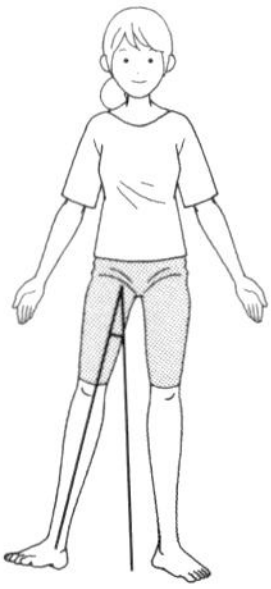

右腰椎2番に動かしてみます

⑥

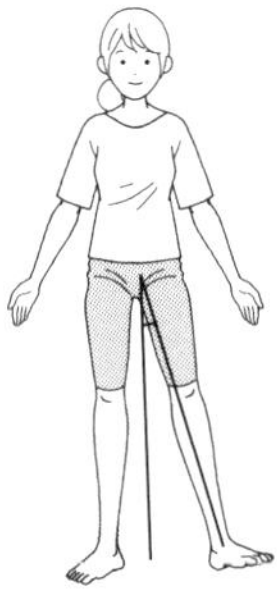

左腰椎1番から順にやっていきます

⑦

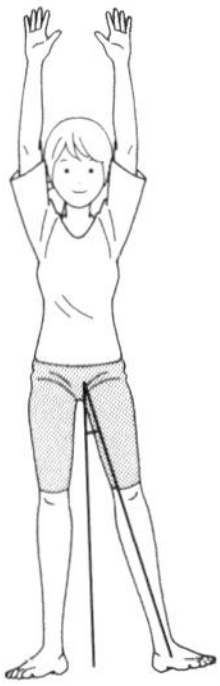

手の長さがそろうところがあればあなたにとって矯正ポイントとなります

自分に合ったアングルを見つける方法

①

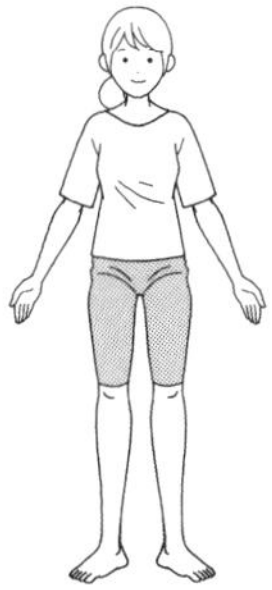

足を肩幅に広げて寝ます。

②

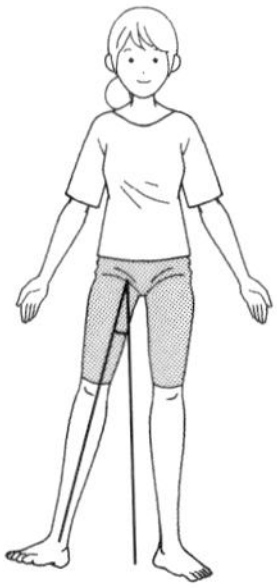

右足から腰椎１番の角度に動かしてみます。

⑤

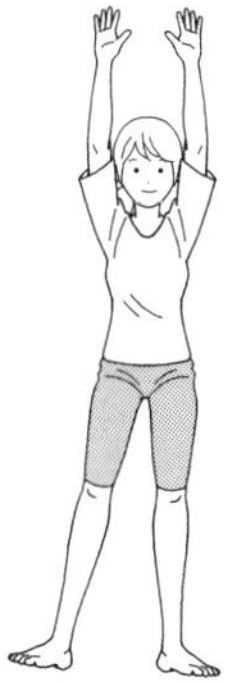

ここで手の長さが一緒になったりスムーズに上がればあなたの矯正ポイントです。

⇒

右腰椎５番まで試してダメなら

コラム

腰痛の人には、ラジオ体操より関節アングル整体がおすすめ

昨今、ラジオ体操が人気のようですね。しかし、年間、数人はラジオ体操をしてぎっくり腰で運ばれてきたりします。ラジオ体操は、1日の活動を促すのには良いと思いますが、それだけではほぐれることがありません。

リズムが早くて身体を捻じる動作もおもいっきりやるのでその時に勢いあまって腰痛を引き起こすように思います。そのため、痛みやだるさなどある方にはラジオ体操はおすすめしません。むしろ、動き過ぎたり使い過ぎたら、まずはゆっくりとしたリズムの体操やストレッチをするほうがいいでしょう。

そういう観点から、腰痛や肩こりなどを治す時にもゆったりとしたリズムの体操をおすすめします。アングル整体はゆったりめのリズムでやりますのでそちらをやりましょう。いろいろな症状が無くなってからラジオ体操をすることをおすすめします。

腰痛でも自分で腰を押してはいけない

腰痛の時に、むやみに自分で腰を押さない方が無難です。なぜならば、もしかしたらその腰痛は骨格のゆがみからきているかもしれないからです。わけもわからずに筋肉を押すと、逆に筋肉を弱らせる可能性があります。身体を支える筋肉が弱くなると、筋肉はさらに身体を支えないといけないと判断し、ますます硬くなります。もし、やるならアングル整体です。

子供を背中に乗せて揉《も》んだり踏んだりさせる人がいますが、これも要注意です。なぜならば、骨の陥没《かんぼつ》が起こるからです。また背中に子供を乗せると、内臓の神経を圧迫しかねません。それに、もし症状が悪化しても、子供に責任をとらせるわけにはいきません。

孫に乗ってもらうよりも、孫に手で優しくさすってもらいましょう。

第5章　どこでもできるカンタン関節アングル整体

仕事中にもできる関節アングル整体

仕事中にもできるアングル整体をいくつか紹介します。昨今デスクワークが増え、身体が丸まっている人が非常に多いように思います。しかし、無理に胸を張ると、かえって身体がしんどくなったりするため、それはやめてもらいたいと思います。

休憩時間など、仮眠が可能であれば、デスクでクッションにうつぶせになって、アングルを取って寝るのも良いでしょう。

机で寝る時の姿勢

最近は、学校や職場で昼寝を推奨しているところもありますね。

机で寝るための快眠グッズなんてのもあります。私は、昼寝賛成派です。私も毎日昼寝しています。15分程度、机で寝るのも悪くないと思っています。ただし、その時の姿勢が大事です。

細かいことを言うと首をどちらに向けるとよいとか、背中が伸びている方がよいとか、逆に丸くなっているとよいとか色々あります。

ひとつチェックしてみましょう。

頭に両手を置いて体を捻《ね》じってみます。捻じりづらい方があれば捻じりづらい方に首を回して寝てみましょう。もし、捻じりづらい方が痛ければ捻じりやすい方に回してもらって寝ても構いません。

寝違いなどをお持ちの方は無理にやらないで、向きやすい方を向いて寝てください。

実は、机で寝るためのアングルを取って寝ると起きた時にスッキリします。私は、毎日アングル整体をやってから昼寝をしますが、起きた時の疲れの感じが全然違います。

なぜならば、寝ている姿勢が身体の修正に役立つからです。アングル整体には、寝ているうちに治すというメリットがある、ということです。

もし、首までもたれかかれるような椅子があれば、後頭部を背もたれにつけて寝ると肩に関わる神経などにも効果があります。

その他、

・パソコンで疲れた時には、肩をつかんだり、わきをつかんでアングルを取りながら肩を回していきます。

・パソコンの操作がしんどい時は、指の使い過ぎも考えられるので、指や腕のアングル整体をやりましょう。色々なアングルを取りながら体操を入れていくことが大切です。

以下、仕事の合間にでもできる関節アングル整体をいくつか紹介していきます。

仕事中のアングル整体

仕事中にやるアングル整体です。昨今デスクワークが増え、体が丸まっている人が非常に多いように思います。しかし、無理に胸を張ると、かえって身体がしんどくなったりするため、それはやめてもらいたいと思います。

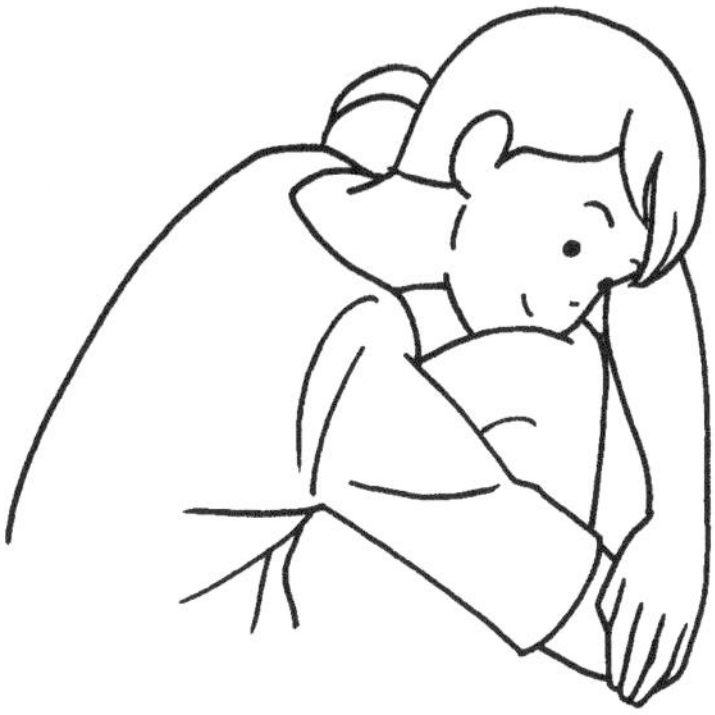

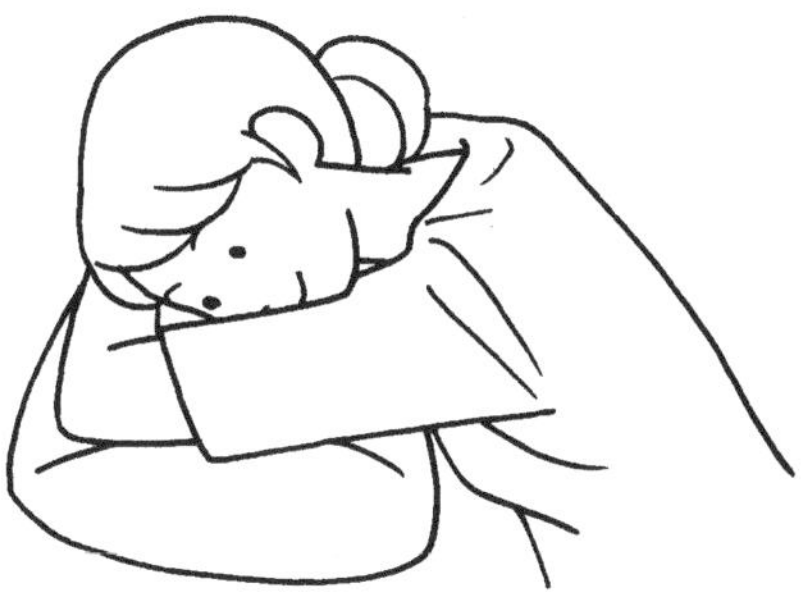

・休憩時間など、仮眠が可能であれば、デスクでクッションにうつぶせになって、アングルを取って寝るのも良いでしょう（首は回しやすい方に回しておきましょう。痛みが出る方はやめてください）

わきを掴んでピーンと伸ばしてワイパーアングル

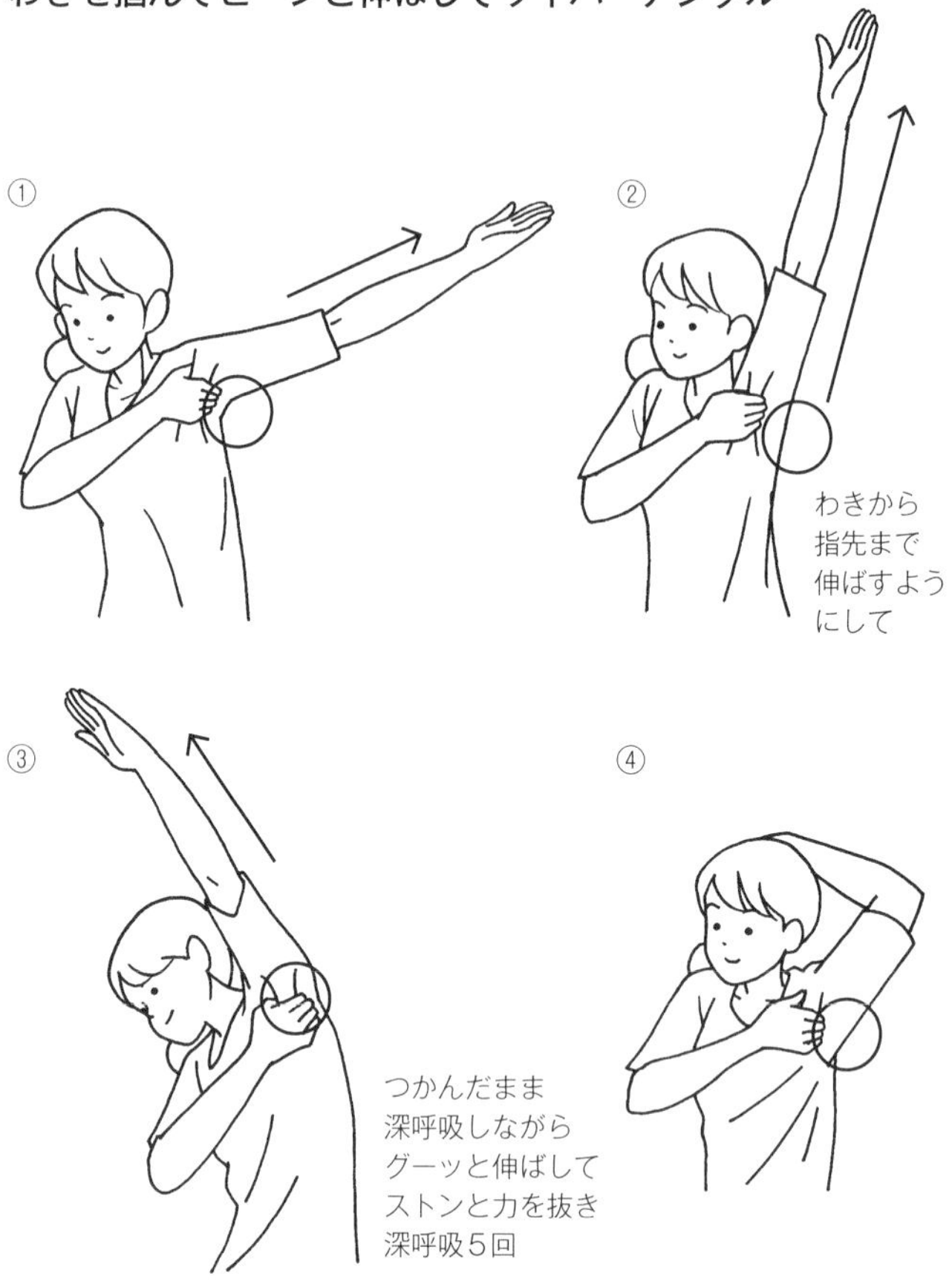
①
②
わきから
指先まで
伸ばすよう
にして
③
④
つかんだまま
深呼吸しながら
グーッと伸ばして
ストンと力を抜き
深呼吸5回

・パソコンで疲れた時には、肩をつかんだり、わきをつかんでアングルをとりながら肩を回していきます

イスに座ってのアングル整体

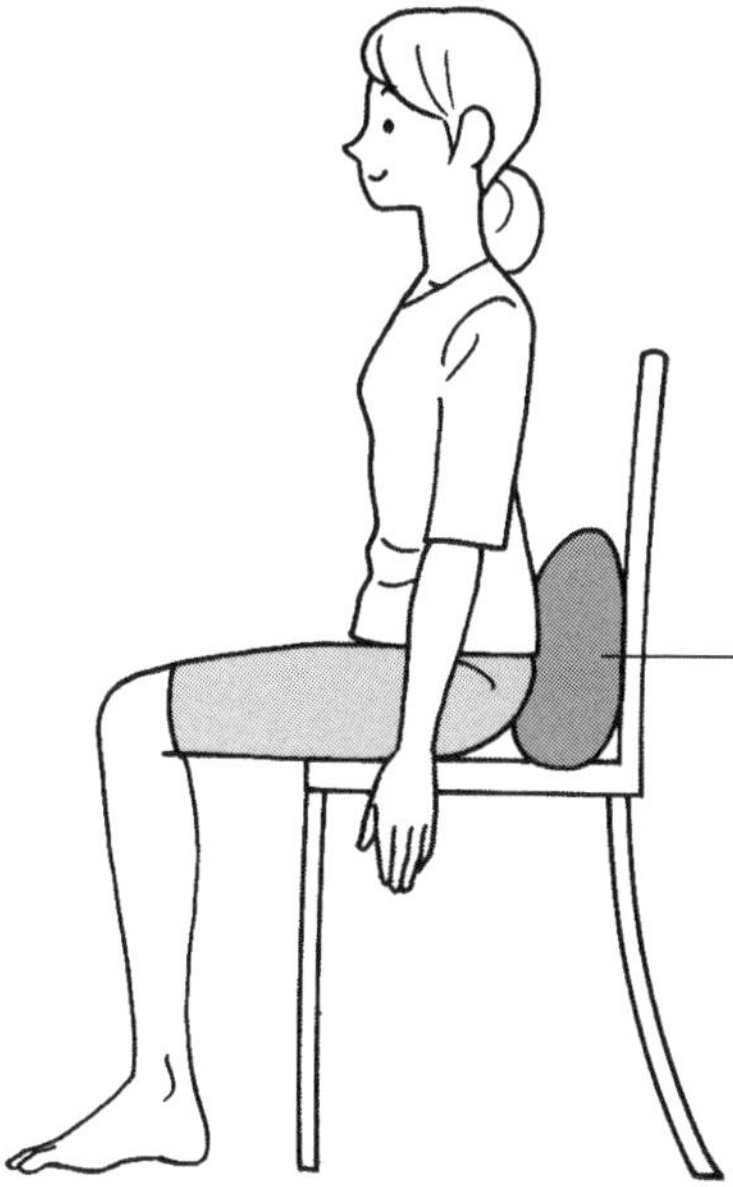
クッションを入れて
支えてやる
身体は脱力しててよい

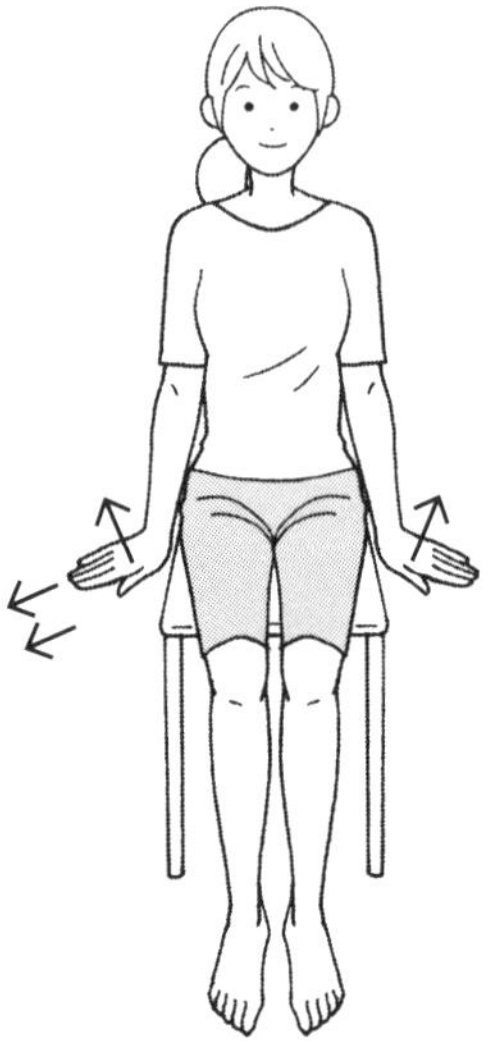

5～7秒グーッと反らして脱力
↓
深呼吸を5回

指先も伸ばしながら、指の外に
エネルギーを出すように

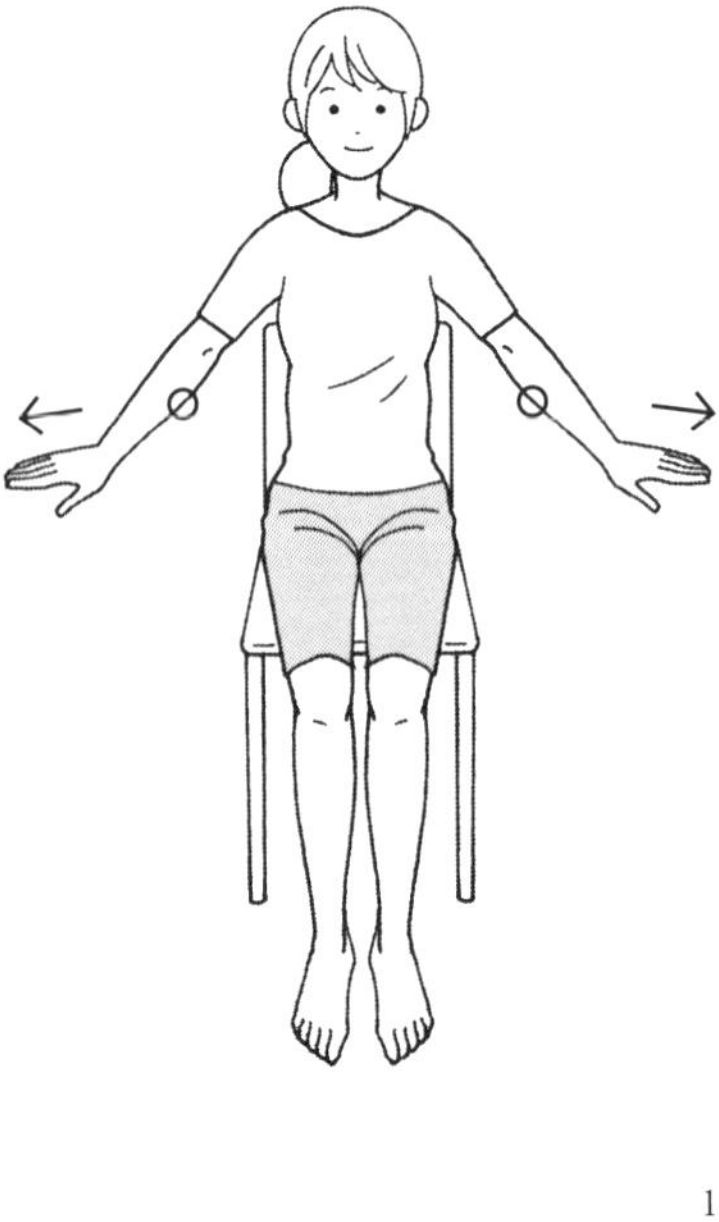

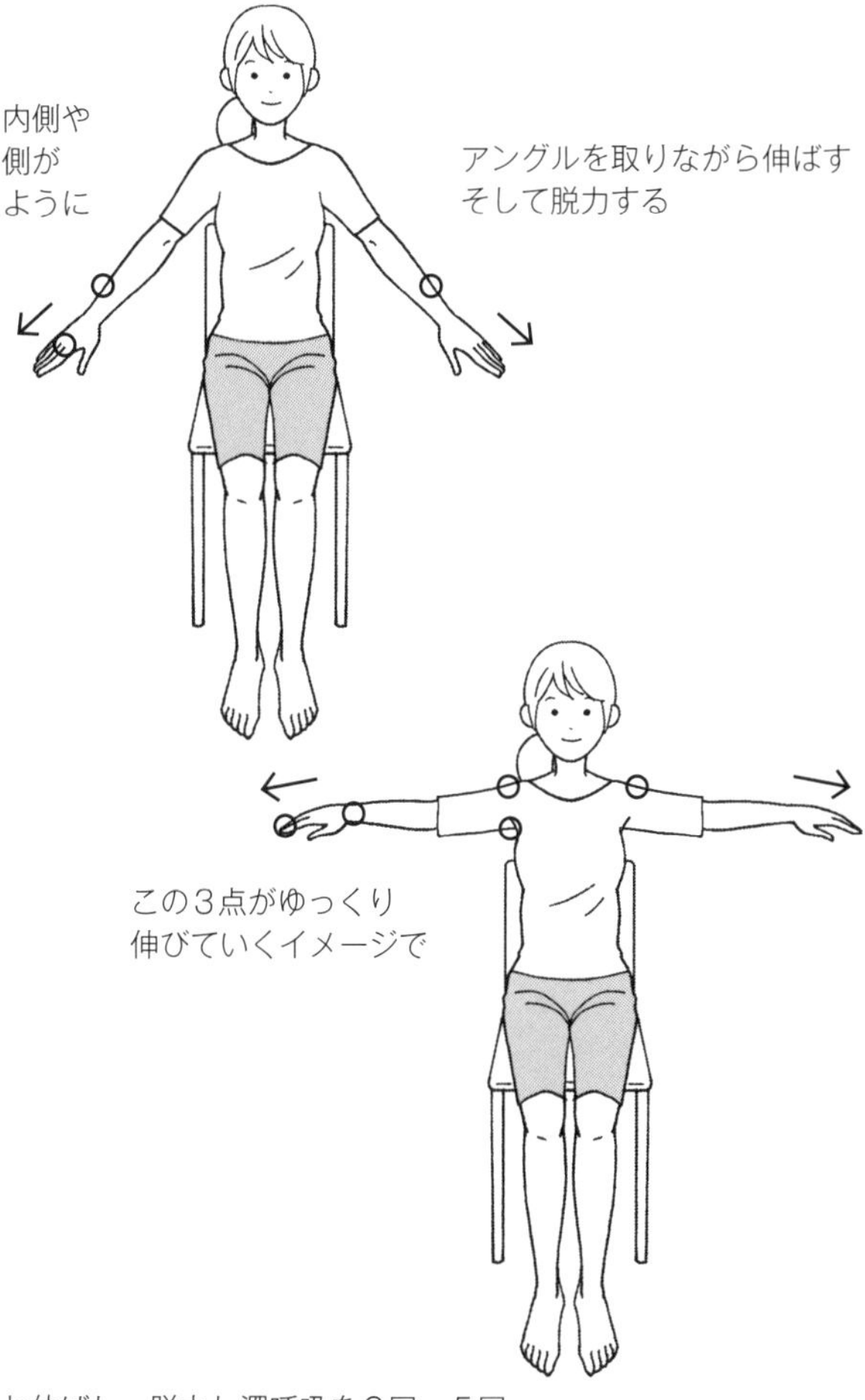

グーッと伸ばし、脱力し深呼吸を３回〜５回

腰にタッチして、足首グルグルアングル整体

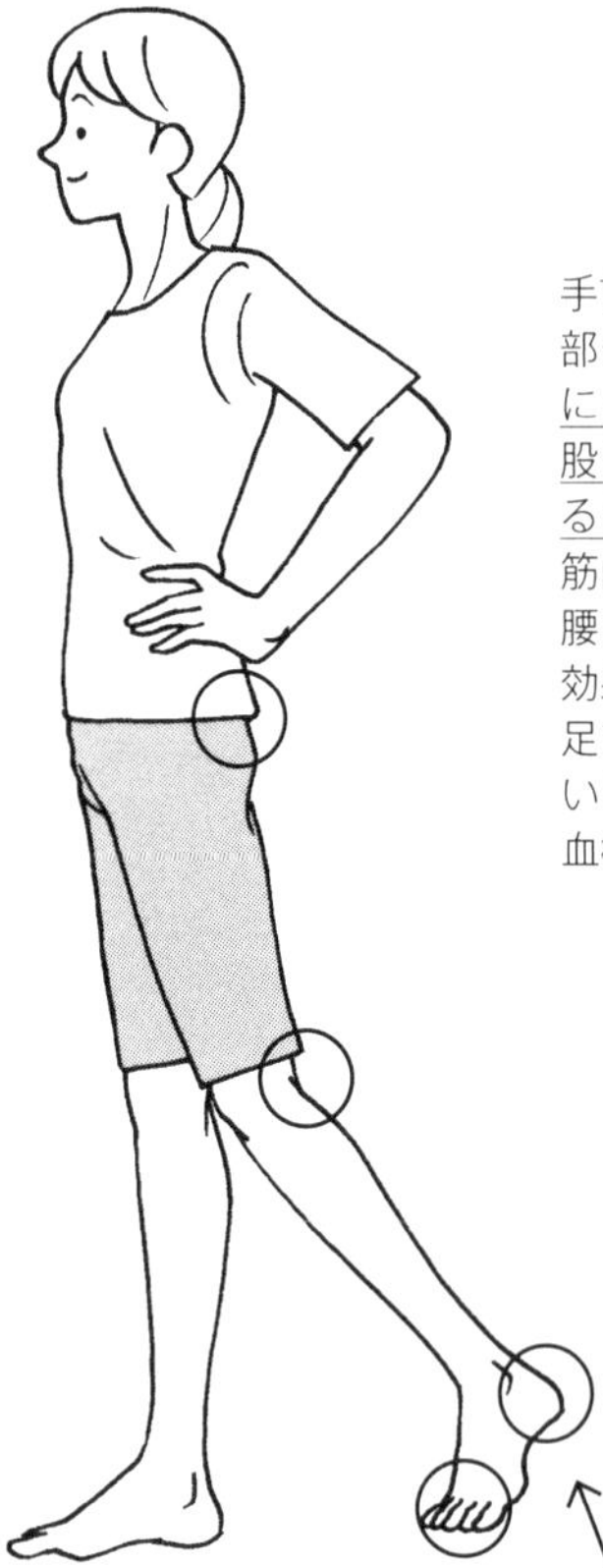

手首-首-腰首-足首で相関してる部分があります。そのため、腰にタッチしながら足首、ひざ、股関節が回るように意識してやると効果的です。
筋肉連鎖なども関わりますから、腰だけでなくひざや股関節にも効果的です。
足首まわしでリンパを流してもいけるので、仕事中のむくみや血行不良に効果があります

靴やスリッパをはいてやる。

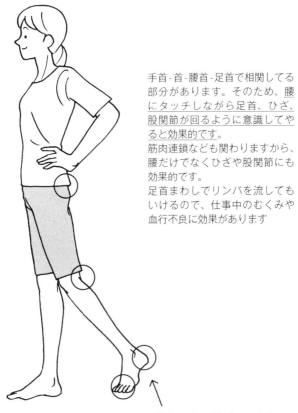

首タッチ・グルグルアングル整体

顎《がく》関節症の人にも効果的な首タッチ・グルグル体操。
首に軽くふれながら、肩を後ろに回す。

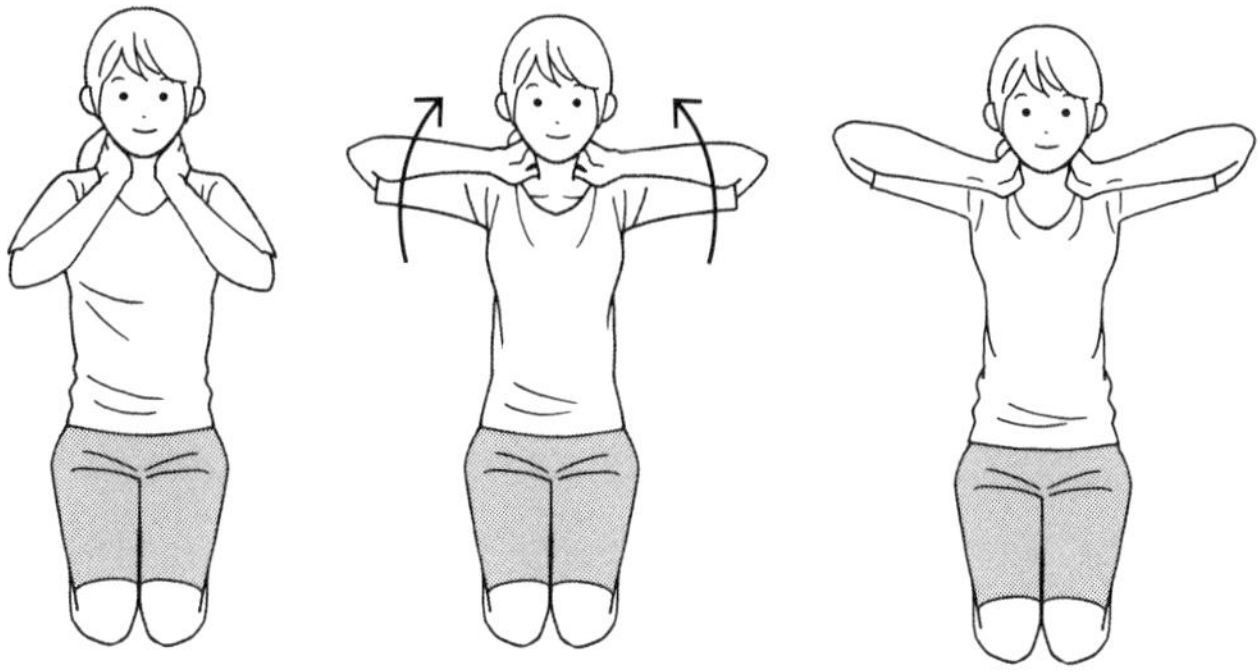

初めは、首に軽くふれながら回し続けるのは大変ですが、毎日続けると肩や肩甲骨の柔軟性が増してやりやすくなります

指の水かき刺激整体

指の水かき（股）を刺激していきます。

お互いの手に力を入れずに行う。手は、脳とのつながりも大きいところです。また、手の反射区で指の股は肩になります。

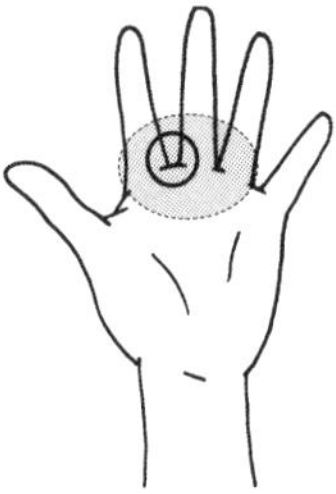

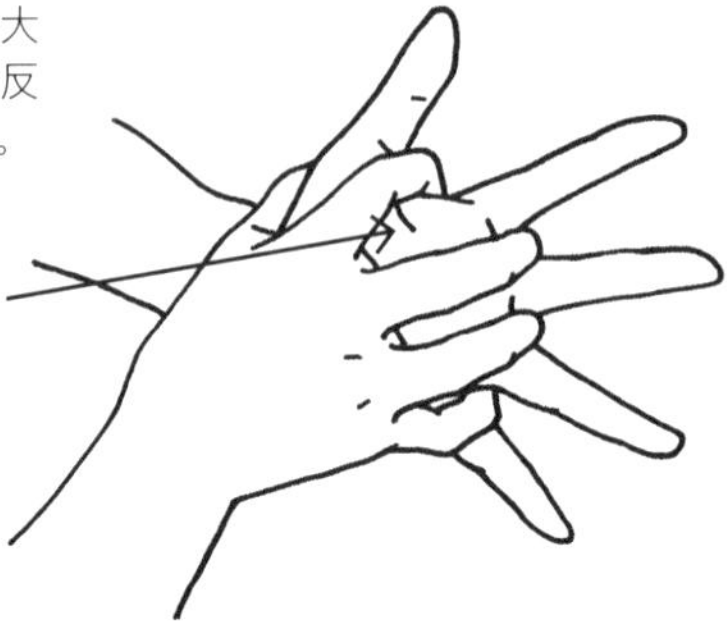

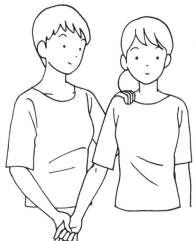

2人でやる時は、1人が肩の硬さ、痛みなどを確認してから指の水かきを刺激するようにします。
受けている人に約15回ゆっくり深呼吸してもらう。
再度、肩の硬さをチェックしてみてください

２人で行うアングル整体

２人で関節アングル整体をするメリットは、１人では手が届かないところを触れて調整できる点です。また、人に触れられることで、神経的、ホルモン的に重要な作用がありす。そのうえ、回旋したり振動させることで、リンパの動きを促進してくれる効能があります。

①自分に合ったアングルを見つけます。(Ｐ147参照)
②施術者は、ゆっくりと足を引いて、振動を与えていきます。
③足の指を1本ずつ引っ張りながら、ゆっくり回します。指を持ち圧迫し、引いて、伸ばして、回して、振動の刺激を与えていきます。上手に回すと、その振動で頭まで揺れていきます。各指を30回くらいやります。
④手の指もゆっくり回していきましょう。軽く引っ張りながら回します。

2人で行うアングル整体

年配の方への脊柱の調整は、骨粗鬆症などがあれば注意しながらやらなければなりません。
そのため、2人でやる際はまず、胸椎12番のアングルをしてもらいます。

受ける側の方は床に寝そべってください。
・脚を開き、楽にしてアングルを取った状態で行います。

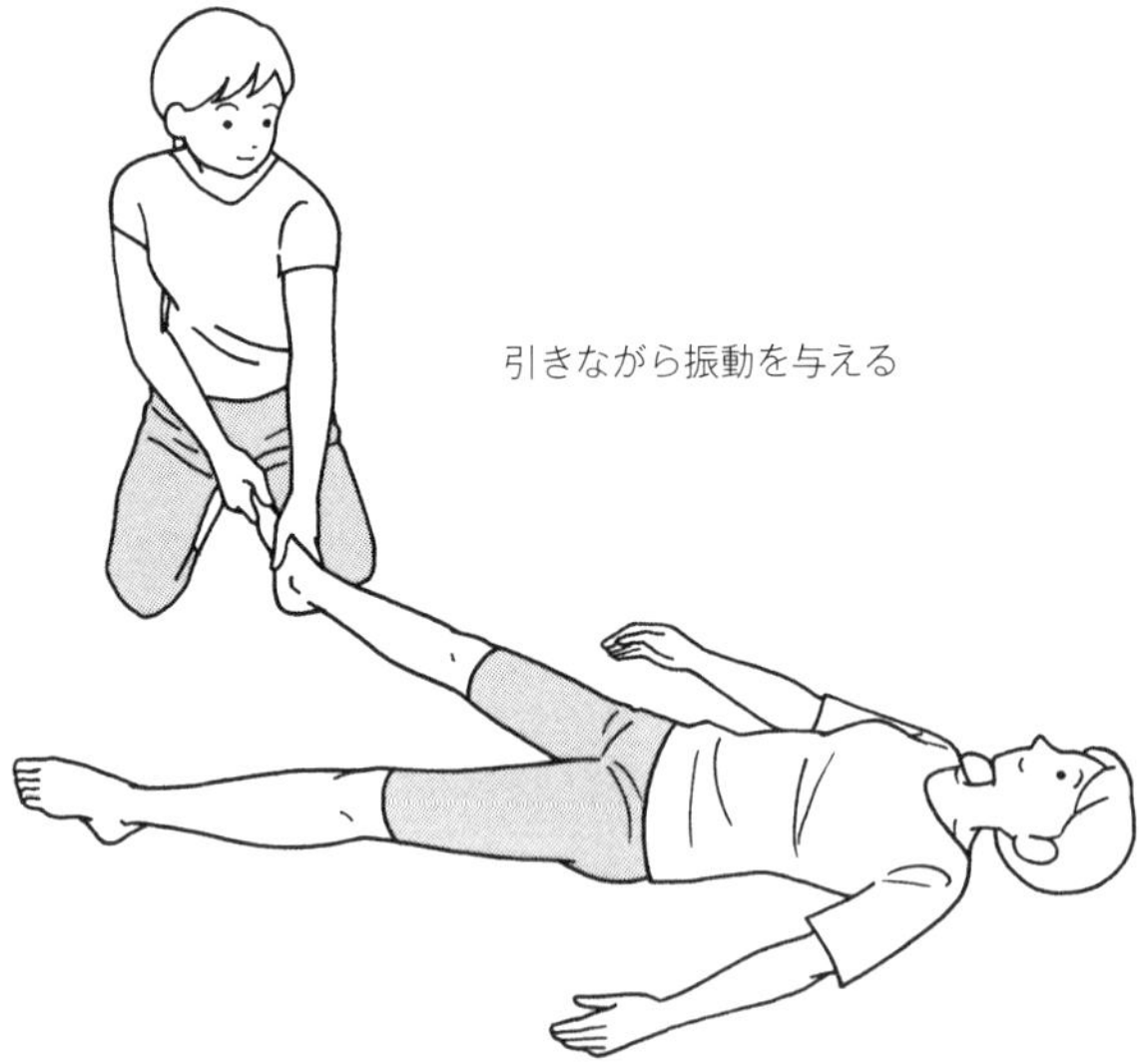

①施術者は、ゆっくりと足を引いて振動を与えていきます
受ける人は、ゆっくり呼吸をしてリラックスしましょう

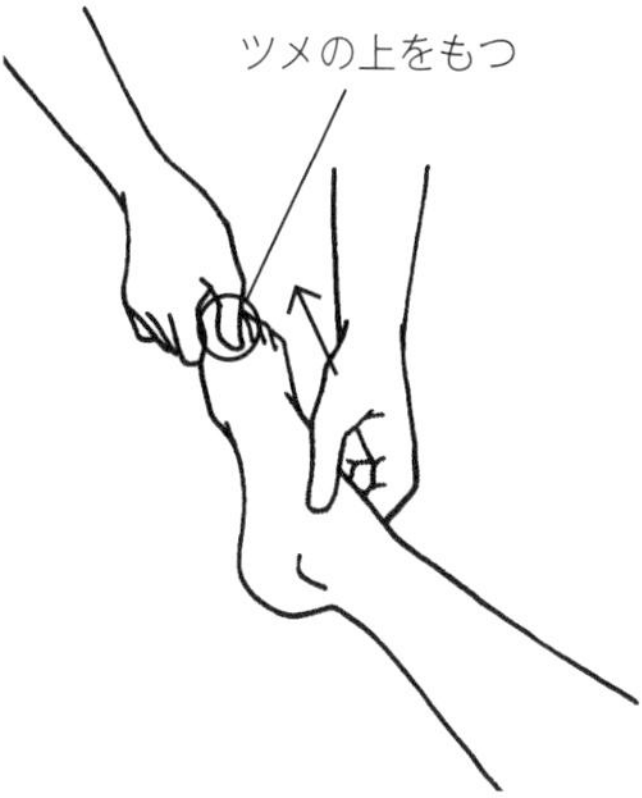

②ツメの上をもち、足の指を１本ずつ引っ張りながらゆっくり回します。指を持ち圧迫し、引いて、伸ばして、回して、振動の刺激を与えていきます。上手に回すと、その振動で頭まで揺れていきます。各指を30回くらいやります。

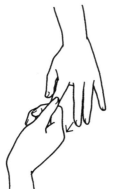

③手の指もゆっくり回していきましょう。軽く引っ張りながら回します

④すべての指を回し終わったら、受け手は３分間ゆっくり深呼吸をしてください

指など回旋をしてゆらすことは、振動を起こさせます。そして血流やリンパの流れを下方から上方へ動かす作用があります。

足が前へ出づらい時の２人でやる骨盤アングル整体

ひとりの方が骨盤やお尻（大腿骨頭のすぐ上のへこみ）を固定して足を開いたり閉じたり５回ほどアングル整体を行います。

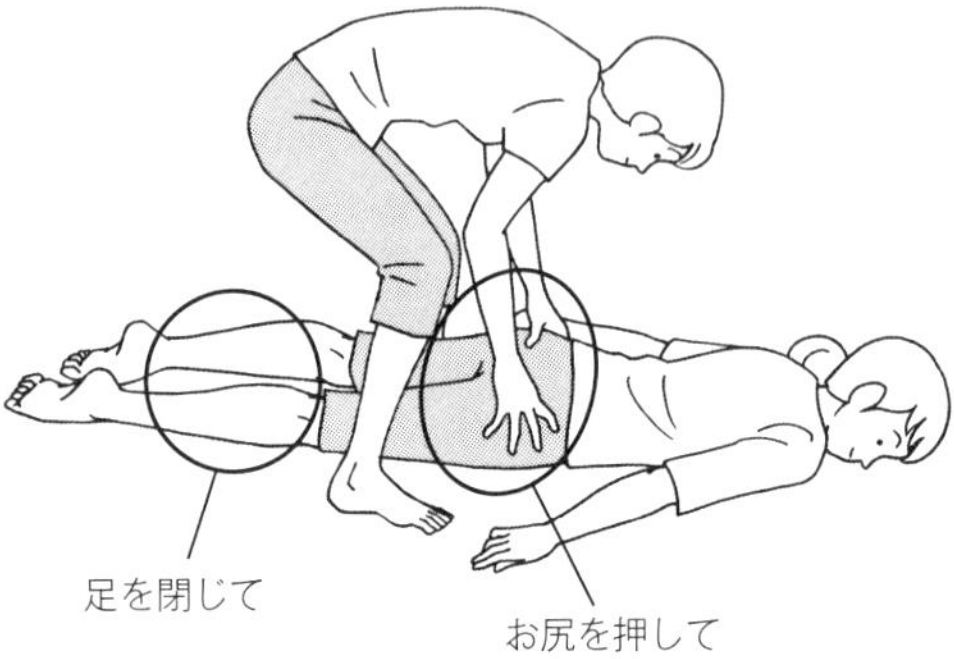
足を閉じて
お尻を押して

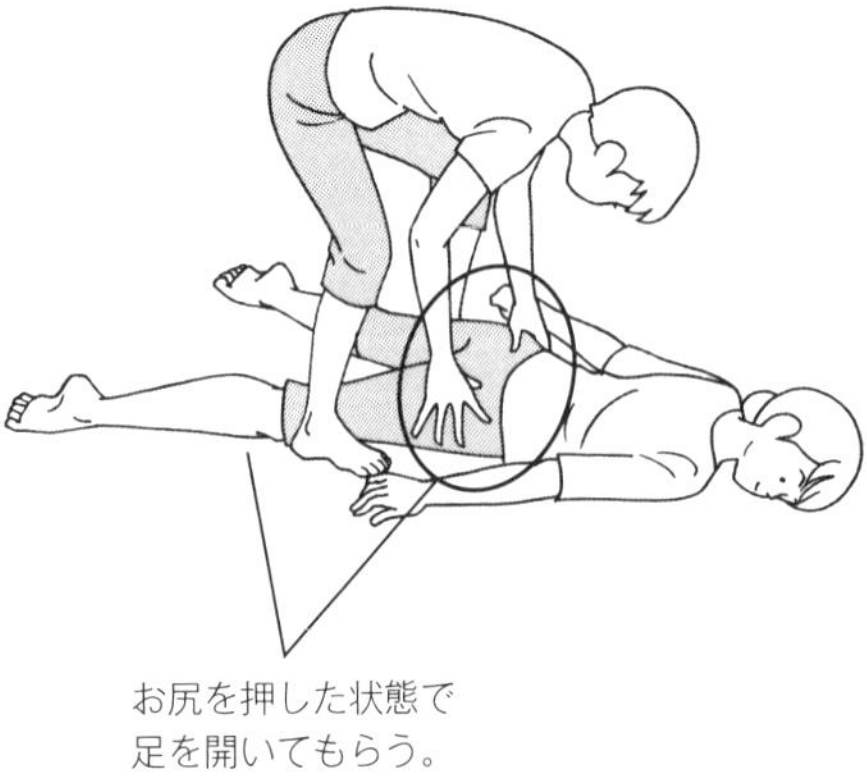
お尻を押した状態で
足を開いてもらう。

目と舌を動かして顔のアングル整体

私は、ボイストレーニングを受けているのですが、舌の動きで顎がシャープになります。

舌というのは、脳神経に直接つながっています。そのため、舌の動きが悪いということは脳の伝達も悪いかもしれません。そのために、顔をシャープにしたいとか、発声を上手にしたい人などは「舌のアングル」も非常によいトレーニングになります。

「舌のアングル」のやり方を説明します。簡単にできるので、みなさんもトライしてみてください。

舌を左の頬に押し当てて、ゆっくり下の歯茎周りを回すように動かし、前歯の前側を舐めるように伸ばしていき、反対の右側までもっていきます。これだけでも、結構筋肉を使うのではないでしょうか？

次に右から左に戻っていきます。これを10回繰り返します。

左に戻ってきたら、今度は、左上へ歯茎周りを回すように動かし、前歯の前側を舐めるように伸ばしていき、反対の右側までして戻っていきます。

これをやっていくと顔やのどまわりの筋肉を使うので、顎まわりがかなりシャープになってきます。

施術で使う時には、舌や目を使います。具体的には、脳神経の動きを利用して身体の機能を上げていきます。

慢性的な痛みは、脳から出るセロトニン不足によって起こると言われています。セロトニンとは、精神的に大きな影響を与え、心身の安定や心のやすらぎにも関与し、オキシトシンとともに「幸せホルモン」と呼ばれます。また痛みを調整する物質です。それが不足すると、脳から身体へ「痛みよ鎮《しず》まれ」という伝達がうまくいかなくなります。

私が、患者さんに施術をする時には神経の調整を行ううえで関節の調整を行いますが、その際に「目や舌の脳神経」の活動を使います。これは「神経学的な観点から脳神経などを使っていくと動きや機能があがる」と言われているからです。また「神経のルートが機能を失っても別のルートがカバーする」とも言われています。

そのため、目のアングルをいれています。

次ページからの「目と舌のアングル整体」によって、当院でも足の動きの悪い人の症状が改善してきたというケースがあります。たとえば脳梗塞の方が、リハビリを続けていくうちに、動きが少しずつ出てきました。それを見て応用し、施術時に使ったり、患者さんのトレーニングとして使っています。

身体の動きを司るのは、小脳、大脳です。そこに側脳室、頭頂葉、前頭葉などが連合しないと協調運動ができません。腰痛や肩こり、疲労の度合が大きい時、顔をシャープにするにも、痛みなど違和感のある側に目を動かします。

たとえば、右腕に痛みがあれば右斜め下に1分間、その後左斜め上に1分間をそれぞれ行います。通常のアングル整体をやったうえで、この目と舌のアングル整体をしてみてください。身体の動きが変わってきますよ。

③

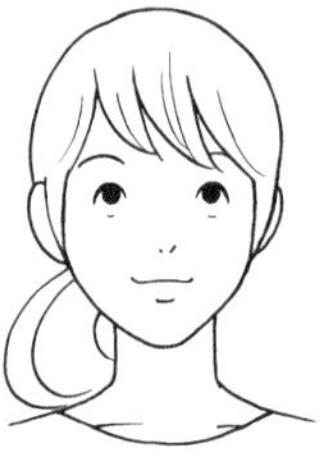

目を上に持続的に１分間

④

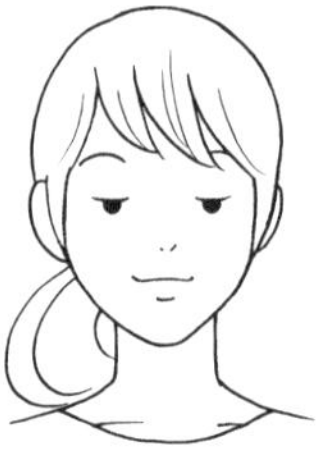

目を下に持続的に１分間

⑦

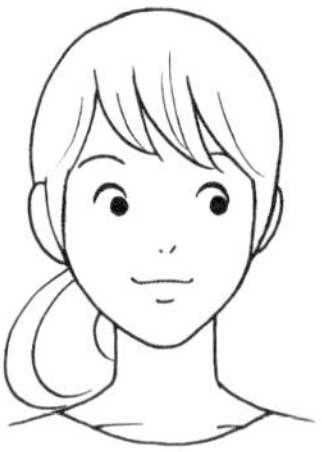

目を左斜め下に持続的に１分間

⑧

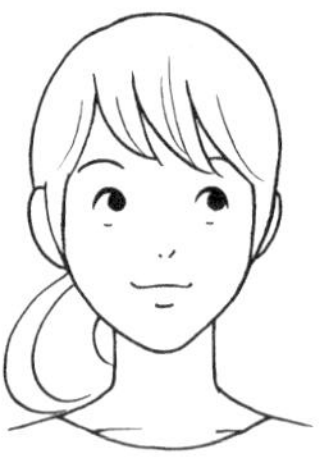

目を左斜め上に持続的に１分間

⑪

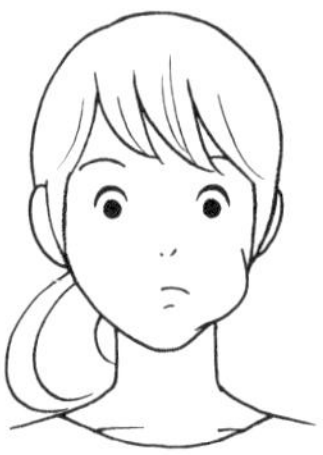

左ほっぺたに持続的に１分間

目と舌のアングル整体

痛みなど違和感のある側に目を動かします。右腕にあれば右斜め下に１分間、その後左斜め上に１分間をそれぞれ行います。通常のアングル整体をやったうえでこの目のアングル整体をしてみてください。

①
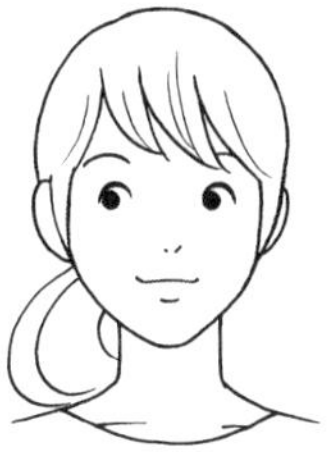
目を右に持続的に１分間

②
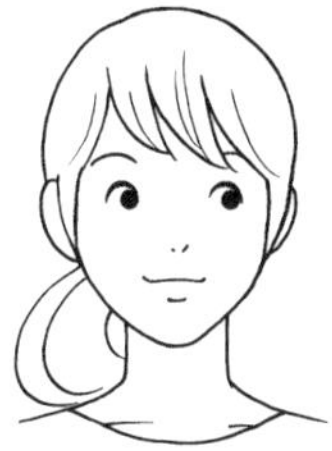
目を左に持続的に１分間

⑤
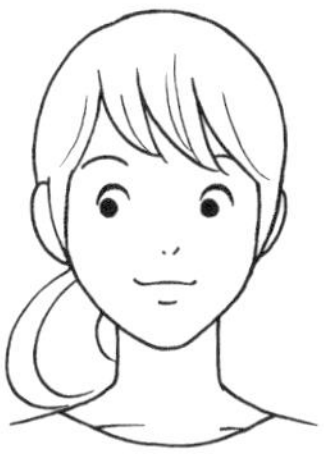
目を右斜め下に持続的に１分間

⑥
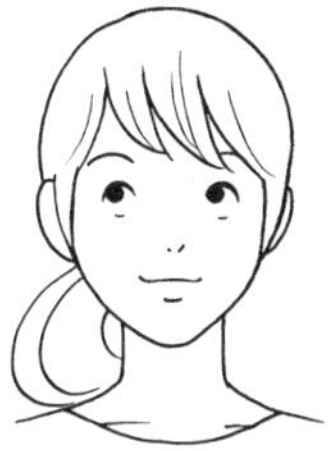
目を右斜め上に持続的に１分間

⑨
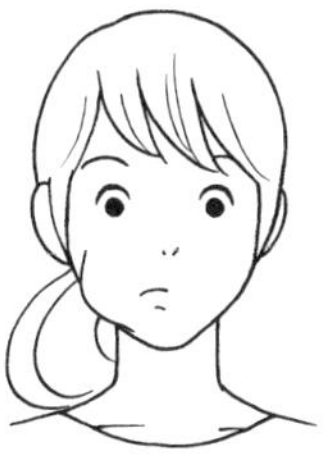
右ほっぺたに持続的に１分間

⑩
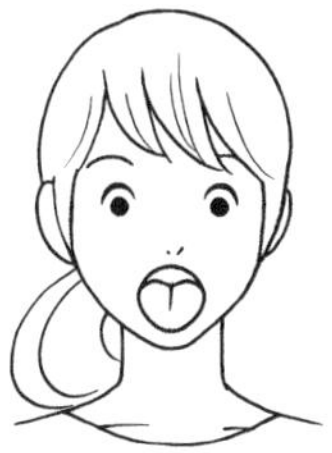
舌を外に出して持続的に１分間

コラム

イチローのしこふみ

野球選手のイチローさん。彼は、試合の前や練習で、しこふみのような仕草をします。これはストレッチなのですが、整体師の観点から見ると違ったものになります。

私の整体の師匠がいつもしこふみをしていました。これは、ただのストレッチではなく、膝痛を治したり、足腰を強化するとても効果的なストレッチです。

私は、1日1分間だけこれをしていますが、腰の安定性が非常に保たれ、筋力トレーニングにもなります。ひざの内転筋、内側広筋、恥骨筋といった筋肉を鍛えるのにも有効です。

これらの筋肉は、生殖器系に関わるので生理痛、不妊などで悩んでいる方は、1日1分試してみることをおすすめします。

ウォーキングの後には、カンタン関節アングル整体

先日、ある人からこう言われました。

「病院の先生から『運動不足なので歩け』と言われました。それで、歩いていたら、余計にひざが痛くなって、今度は軟骨が擦《す》り減ってきました」と。

非常にかわいそうなケースです。でも、よく耳にする話です。当院に来られている方でも「歩くのがよい」と言われてせっせと歩いている方がいます。私は、歩くこと自体を否定はしません。しかし「歩いてよい人」と「歩かない方がよい人」がいるのです。それは、痛みがあるかないか、もしくはひざを使い過ぎているかどうかで判断します。痛みがあったり、ひざを使い過ぎている場合、歩いたら余計に痛くなります。

そんな人は、まずは身体を休めて、筋肉や関節の調整をしてあげないといけません。パンクした自転車で走りますか？　そんなことはしませんね。パンクしていても走れと言いますか？　そんなことは言いませんよね。

まずは、必要なところを修理してやらないといけません。それから筋力をつけるために歩くとよいのです。ただし、歩く前に体操し、歩いた後にもゆっくりストレッチや体操をしてください。そして最後に、関節アングル整体をして身体をリセットしてください。

歩くだけ歩き、使うだけ使ったら身体はどこかでまた壊れます。それが「使い痛み」です。そうならないためには、使ったらきちんとケアをしてあげることが大切です。

おわりに

この本を読んで頂き、ありがとうございました。

私は、大学在学中から、漫才師をしていました。その漫才師時代に身体を壊し、整体で改善したことがきっかけで整体の道に入りました。

「人に喜んでもらうのは漫才師も整体師も変わりはない。漫才師では笑はとれなかったけど、整体師では痛みをとろう」と決めて、10年感、整体と医療の道を歩んできました。

吉本興業ＮＳＣ25期。兄弟でコンビを組み、コンビ名は「松本」。

当時はお金も無く、１回の舞台出演料が１０００円。１割引かれ９００円。ラジオ番組の前説や出演が２５０円。さらに１割引かれて２２５円というギャラでした。そのため、仕事終わりの深夜22時から朝8時まで牛丼屋でバイトしないと食べていけませんでした。

そんな生活をしていた時、朝から強烈な痛みとダルさ、シビレに襲われました。「ほっておいたら治るだろう」と思いました。

しかし、痛み・シビレはいっこうにおさまりませんでした。まっすぐ立つこともできず、ベッドに寝たままで漫才のネタ合わせをしていました。症状は悪化し「寝てても痛い、寝返りも打てない。」、まるで80代の老人のようでした。そして、舞台やラジオの仕事も断ることになりました。

それから病院通いを3ヶ月、4ヶ月してもシビレや痛みは改善しませんでした。

ある時、父のすすめで整体の治療を受けることになりました。正直、半信半疑でした。すぐに痛みもとれず、通院をやめようかと思いましたが、父に「まずは、行け。治るのに時間がかかるもんだから」と言われ通院を続けました。

そして通院から1ヶ月半後の朝のことでした。「うわ！　すごい！　痛みもシビレもない！」と感激のあまりに泣きながら、田舎の父母に電話をしました。あの時の身体の痛みがとれた感動は今でも忘れられません。

しかし、身体が改善した時、すでに舞台を降りてからは1年が経過していました。「もう一度、漫才師に戻ろう」と思いましたが、ブランクが空きすぎて、その元気をふりしぼることができなかったことを覚えています。

漫才師を辞めた後、整体で身体を治してもらったから「恩返しがしたい」と思い立ち、整体の道に入りました。

そして、整体の勉強をしていくなかで、自分の使命は「整体によって、多くの身体の痛みを抱えている人の痛みをとり、人間がもつ自然治癒力を引き出して、身体を健康な状態にすること」だと気づきました。

それから10年間、学び続け、施術し、常に走り続けてきました。

痛みを起こすと不快です。しかし、痛みは悪者では決してありません。身体からの警告です。その警告の声を無視し続けるといずれ病気や重篤《じゅうとく》な状況をつくり出していきます。

身体の不調は、思考も不健康にしてマイナス思考をつくっていきます。

しかし、それもピンチをチャンスに変える時でもあります。健康を維持していくことで、思考もプラスになり、自分の周りに幸運を引き寄せることも可能になります。

人間が本来もつ自然治癒力を最大限引き出すためには、全ての組織が健康であることが必要です。人間は、自然の中で生きて、自然の調和が必要です。死ぬ時には自然に戻ります。

現代人は、自然の調和を忘れている人が多いようです。自分の本来あるべき身体へ、休息を取れる状態へ、もっと感覚を開き、身体の声を聴き、常に良い状態にしておけるようにしておくことが大切です。

あなたの健康は、あなた自身の人生です。また、あなたが元気であれば、家族も元気になれます。全ては繋がり連鎖します。

皆さんが、関節アングル整体を行い、身体を変えていくことで、人生も好転していくと信じています。

「もっとアングル整体を知りたい」、「家族でやる方法を知りたい」と言う読者の方のために動画を作成しました。ご希望の方は、次のＵＲＬにアクセスして、お名前、メールアドレスを記入し、ご登録のうえ、ご覧ください。

・http://www.angle-seitai.com/book.html

最後にこの本の執筆にあたり、さくら舎の岩越恵子さんには、私の乱筆、難しい専門用語などにも細かく対応して頂き感謝申し上げます。

また、癒楽心体療法講習会の受講生、卒業生。日々来られる患者さん。ブログの読者の皆様方。手技療法の研究をさせて頂いた関西医療大学　武田大輔先生、木村研一先生、五十嵐純先生。手技療法の素晴らしさを私に教えてくれた整体・カイロプラクティック・オステオパシーの先生方に感謝を申し上げます。

無理難題を言う私を懲りずにサポートしてくれた池永憲司さん。女性の視点からアドバイスをくれた当院スタッフの久保田由子さん。愛ある毒舌で応援してくれた霧の森　翠鳥さん。素晴らしい仲間達に恵まれて感謝しています。ありがとうございます。
そして、ここに書ききれない多くの大切な人達に感謝いたします。

松本《まつもと》　恒平《こうへい》

著者略歴

1980年、島根県に生まれる。整体師・柔道整復師・カイロプラクター（Bachelor of Chiropractic Science理学士学位取得）。大阪市にある整体院ボディーケア松本院長。

関西医療大学準研究員、一般社団法人日本NLP心理セラピー協会理事、一般社団法人日本セラピスト支援協会常任理事。

京都産業大学外国語学部卒業。その後、関西医療学園柔道整復学科卒業。大学在学中に吉本興業NSC25期生として5年間在籍。同期生は、ジャルジャル、銀シャリなど。吉本興業所属中に舞台と過労のため椎間板ヘルニアを患い歩けなくなり、整体で改善したことで整体の道に入り、整体院を開院。治療を続ける中で「アングルテクニック」という独自の手技療法を確立させる。関西医療大学でアングル整体を科学的に研究する。

著作物としてDVD『癒楽心体療法』（からだ総研）などがある。

＊整体院ボディーケア松本HP
http://www.bodycarematsumoto.info/

1日《にち》3分《ぷん》！　関節《かんせつ》アングル整体《せいたい》でゆがみを治《なお》す！

――自分《じぶん》で痛《いた》み・コリを根本《こんぽん》から解消《かいしょう》！

二〇一六年四月九日　第一刷発行

著者　松本《まつもと》 恒平《こうへい》

発行者　古屋信吾

発行所　株式会社さくら舎　http://www.sakurasha.com
東京都千代田区富士見一-二-一一　〒一〇二-〇〇七一
電話　営業　〇三-五二一一-六五三三　FAX　〇三-五二一一-六四八一
編集　〇三-五二一一-六四八〇
振替　〇〇一九〇-八-四〇二〇六〇

装丁　石間 淳

本文組版　朝日メディアインターナショナル株式会社

イラスト　須藤裕子

印刷・製本　中央精版印刷株式会社

ISBN978-4-86581-047-9

さくら舎の好評既刊

藤本 靖

「疲れない身体」をいっきに手に入れる本

目・耳・口・鼻の使い方を変えるだけで身体の芯から楽になる!

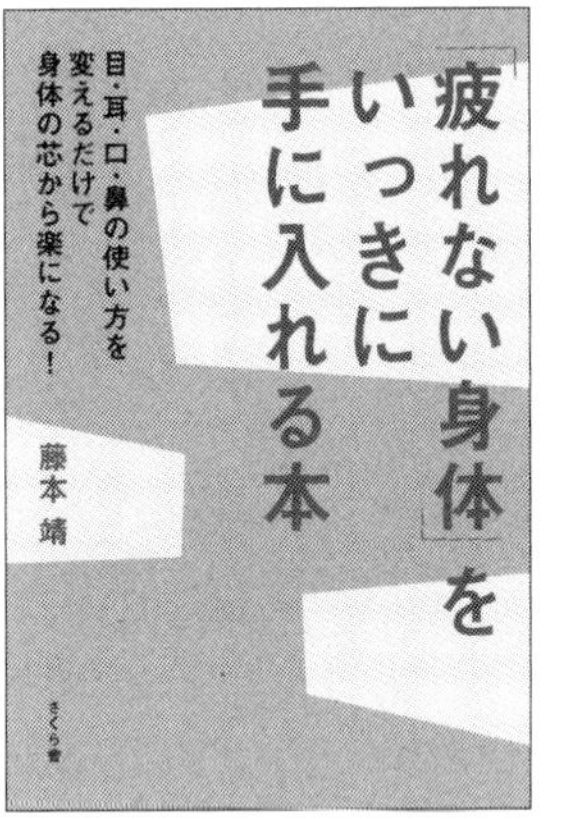

パソコンで疲れる、人に会うのが疲れる、寝ても疲れがとれない…人へ。藤本式シンプルなボディワークで、疲れた身体がたちまちよみがえる!

1400円（+税）

定価は変更することがあります。